위염의 내시경소견

ENDOSCOPIC FINDINGS OF GASTRITIS

위염의 내시경소견

ENDOSCOPIC FINDINGS OF GASTRITIS

2019년 8월 15일 1판 1쇄 발행
2025년 9월 30일 1판 2쇄 발행

지은이 | 이선영
펴낸이 | 김진환
펴낸곳 | 학지사메디컬 HAKJISA MEDICAL
04031 서울특별시 마포구 양화로 15길 20 마인드월드빌딩
대표전화_ 02-330-5188 팩스_ 02-326-0338
등 록 | 2010년 2월 8일 제313-2010-36호
메 일 | hakjisamd@hakjisamd.co.kr
홈페이지 | http://www.hakjisamd.co.kr

ISBN 978-89-6069-804-8 93510

가 격 | 50,000원

위염의 내시경소견

건국대학교병원 소화기내과
이선영 저

ENDOSCOPIC FINDINGS OF GASTRITIS

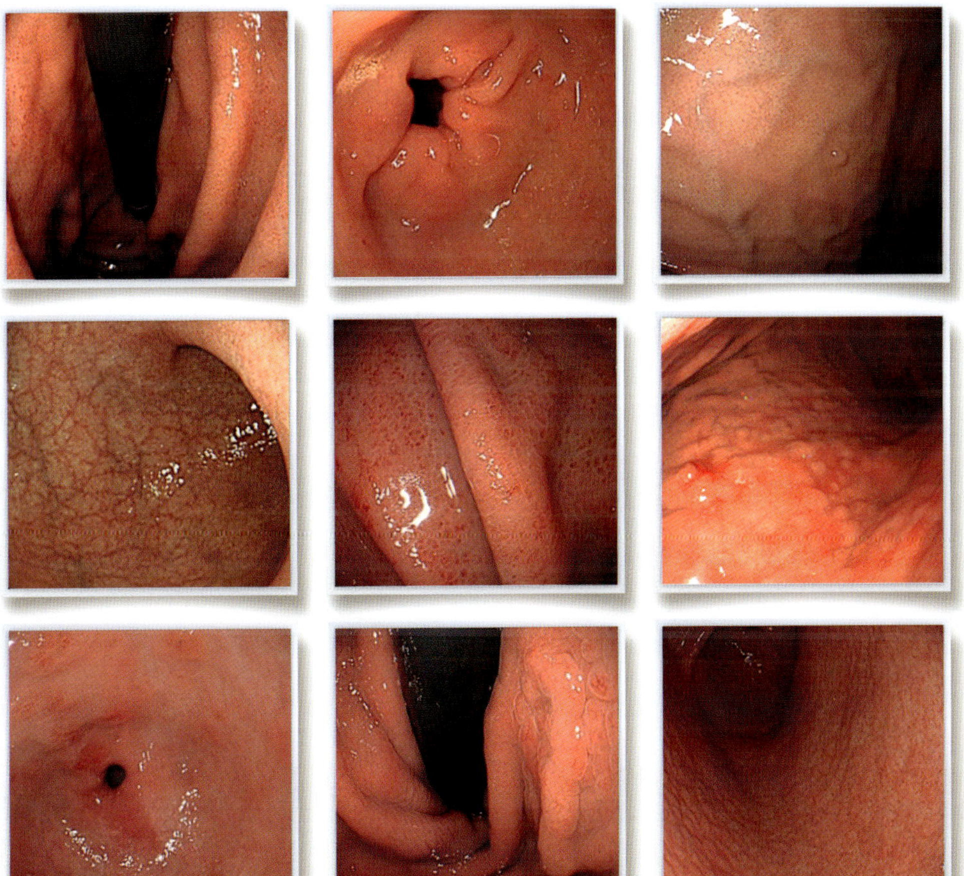

학지사메디컬
HAKJISA MEDICAL

저자 소개

저　자	이선영	
소　속	건국대학교 의학전문대학원 내과학교실, 건국대학교병원 소화기내과	
전공분야	위장관 질환, 소화기내시경, 헬리코박터 파일로리 감염	
학　력	1992~1998	고려대학교 의과대학 학사
	1999~2002	고려대학교 의과대학원 내과학 석사
	2003~2005	성균관대학교 의과대학원 소화기내과학 박사
경　력	1998~2005	성균관대학교 삼성서울병원 수련의, 내과 전공의, 소화기내과 전임의
	2005~2015	건국대학교병원 소화기내과 조교수, 부교수
	2015~현재	건국대학교병원 소화기내과 교수
대외활동	2007~현재	대한소화기학회지 Gut and Liver 편집위원
	2010~현재	미국소화기연관학회지 Digestive Diseases and Sciences 부편집인
	2013~현재	유럽소화기학회지 Gut 편집위원
	2014~현재	대한의학학술지 편집인협의회 교육위원
	2015~현재	일본소화기학회지 Journal of Gastroenterology 편집위원

집필하며

위내시경 검사 시 보이는 육안적인 소견만으로 헬리코박터 파일로리 (*Helicobacter pylori*) 감염 상태를 신난하는 위염 분류가 나온지 5년이 지났습니다. 그 전의 위염 분류들은 병리 소견이 주가 되어 내시경소견만으로 *H. pylori* 감염성 위염을 진단할 수 없었고, 장형 위암으로 진행하는 긴 위암화 과정만 강조되어 만성 위염 없이 발생하는 미만형 위암을 설명할 수 없었습니다. 새로 나온 교토 분류에는 급성 활동성 *H. pylori* 감염으로 인한 체부 위염과 결절성 위염이 미만형 위암의 전암성 병변으로 추가되었습니다. 이로서 위내시경 검사를 하면서 *H. pylori* 감염 여부와 위암으로 진행할 가능성이 높은 위염 환자를 감별할 수 있는 발판이 만들어졌습니다.

H. pylori 감염과 무관한 위암은 매우 드물기에, 위암을 줄이기 위해서는 위내시경 검사 시 육안적 소견만으로 *H. pylori* 감염자를 감별하여, *H. pylori* 검사와 치료를 권해야 합니다. 제균 치료는 하지 않은 채 위암 검진만 열심히 받는 *H. pylori* 감염자들은 아무리 정기검진을 해도 지속되는 감염으로 인해 매년 위암 발생률이 상승합니다. 나아가서 주변사람들에게 *H. pylori* 균을 전염시켜 타인의 위암 발생률까지 상승시킬 수 있습니다. 만약 위내시경 검사를 시행한 의사가 관찰되는 배경 위점막 소견으로 *H. pylori* 감염 상태를 판단할 수 있다면, 우리나라처럼 위내시경 검사를 많이 하는 곳에서는 빠른 속도로 *H. pylori* 감염과 위암을 줄일 수 있을 것입니다.

이 책에는 흔히 관찰되는 위내시경소견들을 담아, 병원의 위치나 크기와 상관 없이 참조할 수 있도록 구성했습니다. 세분화된 23가지 교토 분류에 얽매이지 않고, 보다 광범위한 시각에서 *H. pylori* 감염 상태를 판단하는 요령을 전달하고자 노력했습니다. 혼자 수집한 자료이기에 희귀 증례는 부족할 수도 있지만, 특수광을 사용하지 않고도 감염 여부를 판단할 수 있도록 정리했습니다. 부디 이 책에 담은 경험과 지식이 단 한 명의 *H. pylori* 감염자라도 빨리 진단하고 치료하는데 도움이 되면 좋겠습니다.

마지막으로, 다양한 외국문헌를 읽고 쓸 수 있도록 교육시켜주신 부모님과 지난 21년간 한결같이 학술활동을 응원해준 남편께 감사를 드립니다. 아울러 처음부터 긍정적으로 임해 주신 학지사메디컬 식구들과 집필할 의지를 심어주신 개원 원장님들과 국내외 교수님들께도 감사의 말씀을 올립니다. 특히 출판 전에 원고를 보시고 고견을 주신 삼성서울병원 이준행 교수님께 깊은 감사를 드립니다. 감사합니다.

2019년 7월

이선영

차례

CHAPTER 01 서론

CHAPTER 02 헬리코박터 감염자의 내시경소견

CHAPTER 03 헬리코박터 과거 감염자의 내시경소견

CHAPTER 04 헬리코박터 감염과 무관한 내시경소견

CHAPTER

01

서론

1-1 위염의 정의

요점 정리

- 위염은 400 배율 상 3개 이상의 염증세포 침윤이 있을 때 진단할 수 있다.
- 위염으로 인한 증상은 다양하고 비특이적이어서, 위암으로 진행할 가능성이 높은 위염의 진단은 병리소견으로 한다.
- 위내시경소견으로 위암으로 진행할 가능성이 높은 위염을 예측할 수 있다.

위염은 위점막을 400 배율로 확대해서 관찰했을 때, 3개 이상의 호중구 (neutrophil)나 단핵구 (mononuclear cell)의 침윤이 보이면 진단할 수 있다. 위염 진단 시 병리소견이 중요한 이유는 염증세포 침윤이 심할수록 위암으로 진행할 가능성이 높기 때문이다. 위암의 주요 발암인자로 알려진 헬리코박터 파일로리 (*Helicobacter pylori*) 균은 사람의 위점막에 염증세포를 침윤시키는 가장 강력한 요인이다. 하지만 대부분의 감염자는 증상이 없고, 증상이 있는 *H. pylori* 감염자를 치료해도 일부에서만 증상이 호전된다. 따라서 *H. pylori* 연관성 기능성 소화불량증은 제균 치료 6~12개월 후에 증상이 호전될 때만 진단한다. 증상으로 진단하는 기능성 소화불량증은 위암과 무관한 복합적인 질환으로, *H. pylori* 감염보다 성별, 나이, 십이지장의 염증, 음식, 우울 등의 다른 요인과 더 연관된다.

표 1-1-1 위염의 종류

	장형 위암과 연관된 위염	미만형 위암과 연관된 위염	*H. pylori* 감염과의 연관성
병리소견	장상피화생이나 위축	호중구나 단핵구 침윤	높음
내시경소견	화생성 위염이나 체부까지 진행한 위축성 위염	결절성 위염이나 체부 위염 (위주름비대나 광범위한 발적)	높음
증상	판단할 수 없음	판단할 수 없음	낮음

2014년 World Health Organization의 International Agency for Research on Cancer *Helicobacter pylori* Working Group에서는 대부분의 위암이 *H. pylori* 감염 때문에 발생하므로, 위암 예방을 위해 제균 치료해야 한다고 선언했다. *H. pylori* 감염 없이 짠 음식, 흡연, 음주, 비타민 부족 등이 단독적으로 위암을 유발하는 경우는 거의 없으며, 위암 환자에서 밝혀진 유전자 이상은 대부분이 *H. pylori* 감염으로 인한 이차적인 변화이다. 특히 우리나라와 일본에서만 동아시아형 cytotoxin–associated gene A (East–Asian type cagA) 독성인자를 지닌 *H. pylori* 균이 많아서 위암으로 진행할 위험성이 미감염자에 비해서 높다. 2013년 일본헬리코박터학회지의 종설에 의하면 동아시아형 cagA 양성인 *H. pylori* 균에 감염된 일본인은 미감염자에 비해서 위암의 발생률이 150배 높다. 따라서 위내시경 검사 시 관찰되는 소견으로 *H. pylori* 감염 상태를 판단하여, 감염자에게 적절한 진단과 치료를 권해야 한다.

표 1-1-2 *H. pylori* 감염 상태와 대표적인 내시경소견

	H. pylori 감염 상태	대표적인 위내시경소견
미감염	감염된 적이 없는 경우	균일한 혈관상, 선상 발적
현감염	급성 활동성 감염 또는 만성 비활동성 감염	광범위한 발적, 위주름비대, 결절성 위염, 위축성 위염, 화생성 위염 (흰색 융기, 얼룩성 발적)
과거 감염(기감염)	제균 치료 후 또는 위염이 심해서 균이 자가소멸한 경우	화생성 위염 (지도상 발적), 황색종, 흑점

급성 활동성 위염과 만성 비활동성 위염의 감별은 위점막의 주요 병리 소견으로 한다. 급성 활동성 위염은 호중구와 단핵구 침윤이 주로 관찰되고, 만성 비활동성 위염은 위축과 장상피화생이 주로 관찰된다. 모두 위암과 연관된 병리 소견으로, 개정된 시드니체계의 5대 항목 (호중구, 단핵구, 위축, 장상피화생, *H. pylori*)에 속한다.

참고문헌

1. Abe T, Kodama M, Murakami K, et al. Impact of *Helicobacter pylori* CagA diversity on gastric mucosal damage: an immunohistochemical study of East-Asian-type CagA. J Gastroenterol Hepatol 2011;26:688-693.

2. Choi KD, Kim N, Lee DH, et al. Analysis of the 3' variable region of the cagA gene of *Helicobacter pylori* isolated in Koreans. Dig Dis Sci 2007;52:960-966.

3. Dixon MF, Genta RM, Yardley JH, et al. Classification and grading of gastritis. The updated Sydney System. Am J Surg Pathol 1996;20:1161-1181.

4. Han HS, Lee SY, Oh SY, et al. Correlations of the gastric and duodenal microbiota with histological, endoscopic, and symptomatic gastritis. J Clin Med 2019;8.8030312.

5. Lee SP, Lee SY, Kim JH, et al. Factors related to upper gastrointestinal symptom generation in 2275 *Helicobacter pylori* seroprevalent adults. Dig Dis Sci 2017;62:1561-1570.

6. Lee SY, Masaoka T, Han HS, et al. A prospective study on symptom generation according to spicy food intake and TRPV1 genotypes in functional dyspepsia patients. Neurogastroenterol Motil 2016;28:1401-1408.

7. Nakajima S, Kato M. Follow-up after the sanitization of the *Helicobacter pylori* infection in chronic gastritis. Jap J *Helicobacter* Res 2013;14(S1):39-45.

8. World Health Organization. International Agency for Research on Cancer (IARC). IARC *Helicobacter pylori* Working Group. *Helicobacter pylori* eradication as a strategy for preventing gastric cancer. Lyon France: IARC, 2014.

1-2 위염이 없는 정상 위점막

요점 정리

- 배경 위점막의 균일한 혈관상은 위염이 없을 때 관찰된다.
- 균일한 혈관상은 위각이나 소만측에서 관찰하기 쉽다.

H. pylori 감염이 없는 위점막은 균일한 색과 모양으로 보인다. 균일한 혈관상은 위염이 없음을 시사하는 대표적인 내시경소견으로, 규칙적인 세정맥 집합 (regular arrangement of collecting venules, RAC)이라고 부른다. *H. pylori* 감염성 위염이 발생하면 위각과 소만측 (lesser curvature side)부터 순서대로 RAC가 손상된다.

그림 1-2-1

염증이 없는 정상적인 위주름 소견

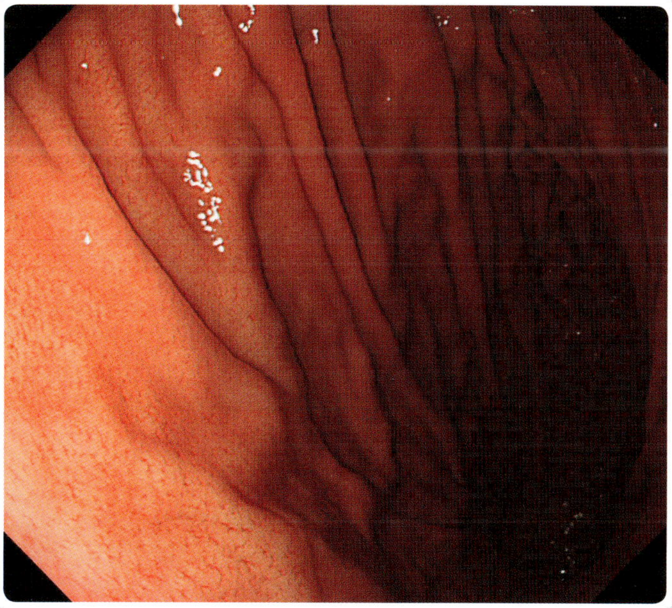

균체부의 대만측 (greater curvature side)에 규칙적인 일자 모양의 주름과 균일한 혈관상이 관찰된다. *H. pylori* 감염이 없는 깨끗한 미감염자의 위점막임을 시사하는 소견이다.

그림 1-2-2

H. pylori 균에 감염된 적이 없는 미감염자의 위각과 체부 소견

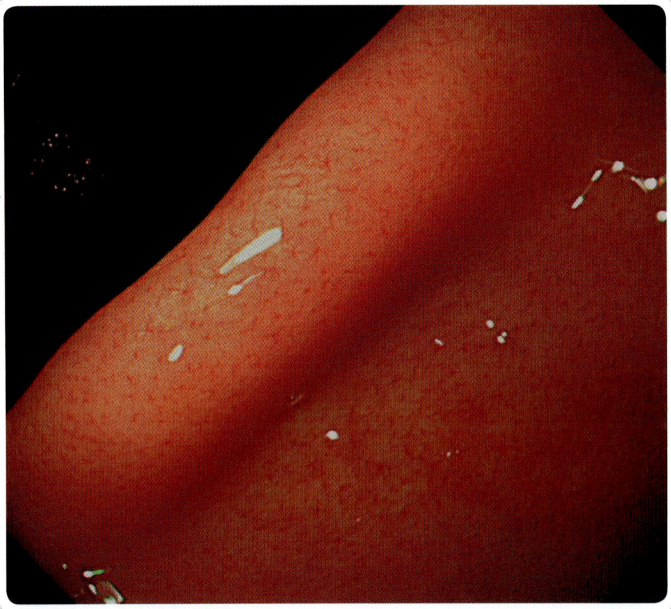

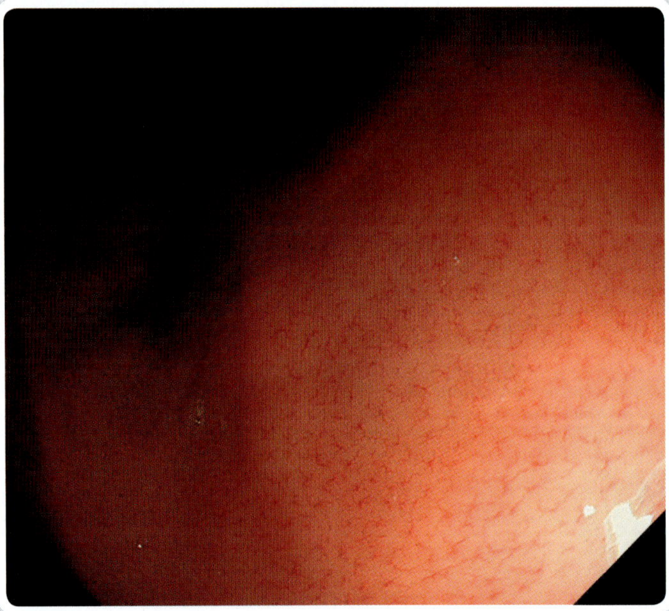

균일한 모양의 짧고 구불구불한 혈관상이 관찰된다. 위내시경 검사를 하기 전에 단백용해제로 전처치를 하면, 확대내시경이나 특수광 없이도 혈관상을 자세히 관찰할 수 있다.

참고문헌

1. Katake Y, Ichikawa K, Fujio C, et al. Irregular arrangement of collecting venules (IRAC) provides a critical endoscopic insight in *Helicobacter pylori*-induced gastritis: A secondary publication. Biomed Rep 2013;1:23-27.

2. Lee SY, Han HS, Cha JM, et al. Endoscopic flushing with pronase improves the quantity and quality of gastric biopsy: a prospective study. Endoscopy 2014;46:747-753.

3. Na S, Chung JW, Park HJ, et al. The usefulness of the regular arrangement of collecting venules pattern for the determination of *Helicobacter pylori* infection. Korean J Gastroenterol 2011;58:252-257.

4. Watanabe K, Nagata N, Nakashima R, et al. Predictive findings for *Helicobacter pylori*-uninfected, -infected and -eradicated gastric mucosa: validation study. World J Gastroenterol 2013;19:4374-4379.

5. Yagi K, Aruga Y, Nakamura A, et al. Regular arrangement of collecting venules (RAC): a characteristic endoscopic feature of *Helicobacter pylori*-negative normal stomach and its relationship with esophago-gastric adenocarcinoma. J Gastroenterol 2005;40:443-452.

연습문제 1-1

H. pylori 균에 감염된 적이 없는 미감염자의 전정부 소견으로 추정되는 사진 3개를 고르시오.

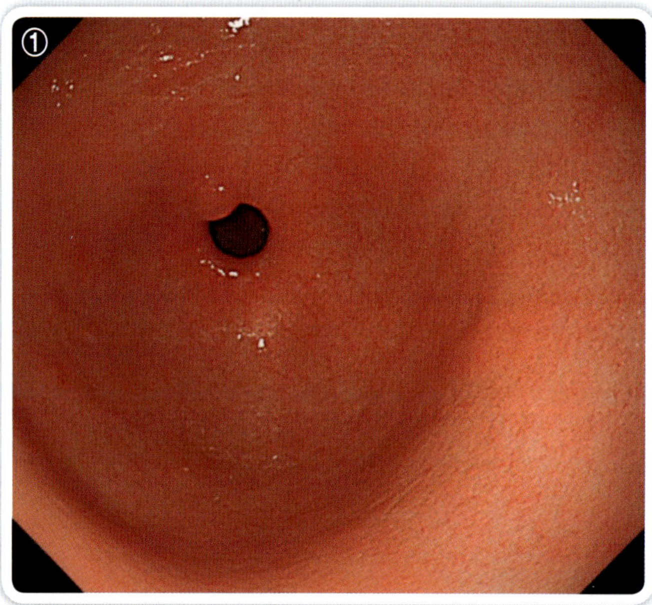

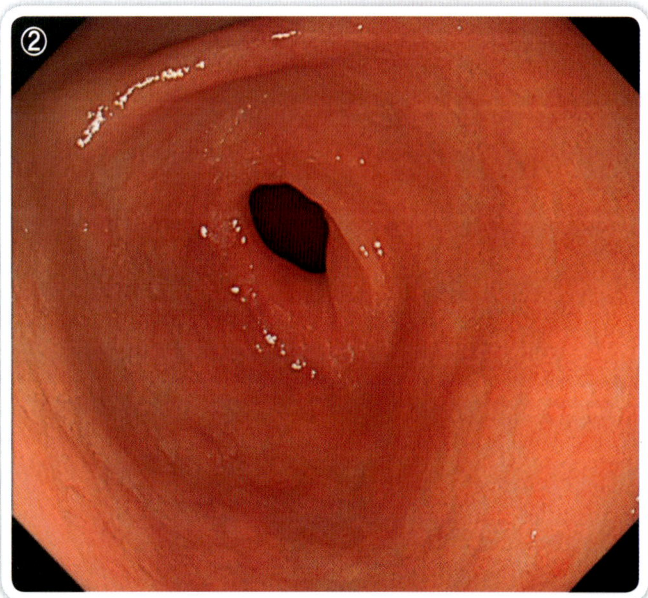

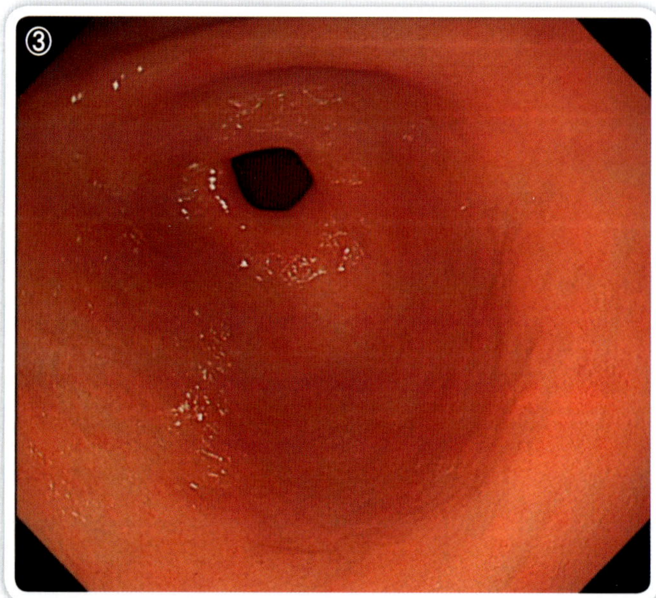

1-1 (계속)

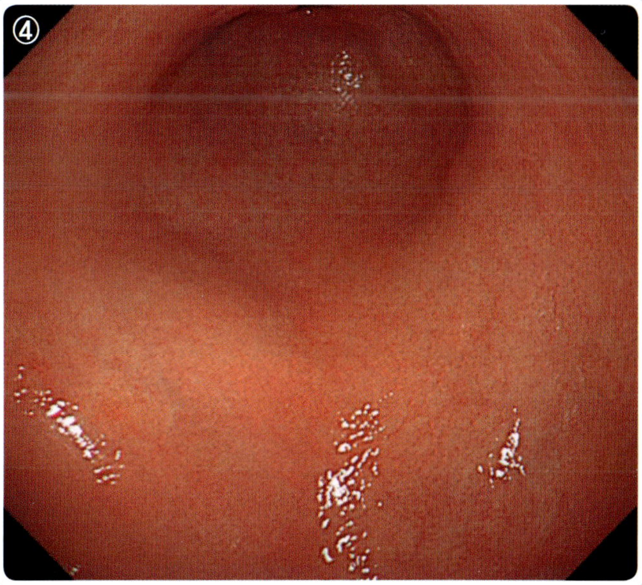

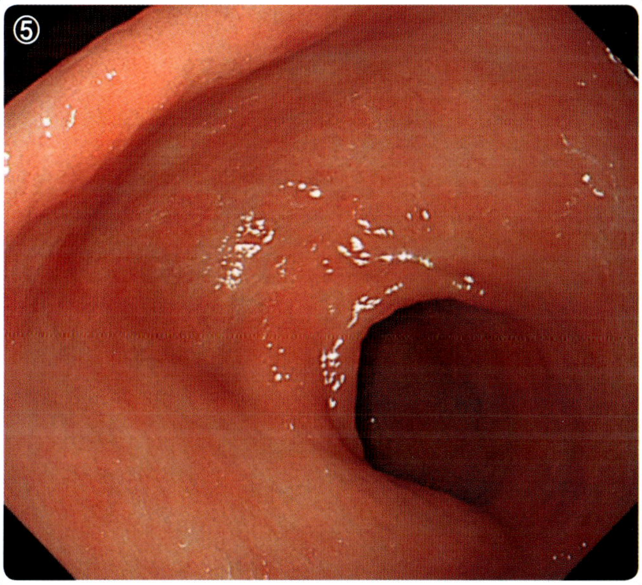

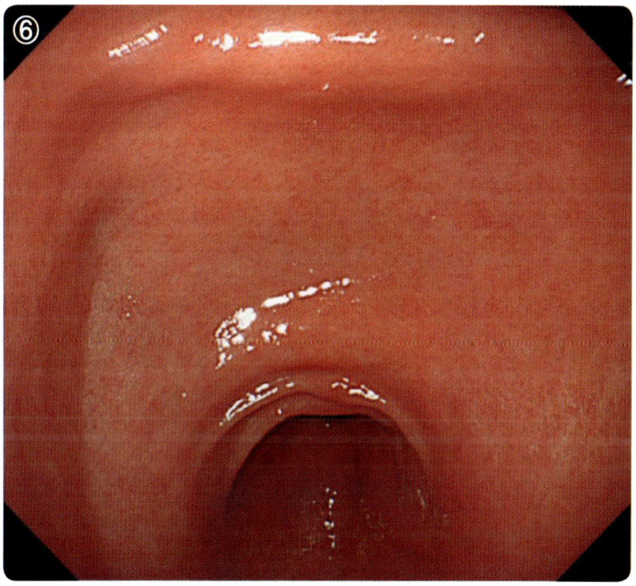

해답 ①, ④, ⑥

해설 균일한 혈관상이 관찰되는 정상 위점막을 고르는 문제이다. ②, ③, ⑤번은 모두 *H. pylori* 감염으로 인한 만성 위염 소견으로, 흰색 융기와 얼룩성 발적이 관찰된다. ④번은 전정부에 국한된 폐쇄형 위축성 위염이 의심되지만, close-type 1 위축은 미감염자에서도 흔히 관찰되는 소견으로, 위암의 위험성이 높지 않다.

1-3 장형 위암과 연관된 위염

요점 정리

- *H. pylori* 감염으로 인한 긴 위암화 과정은 만성 위염에서 선암으로 수십 년에 걸쳐 서서히 진행된다.
- 위축성 위염과 화생성 위염은 장형 위암의 전암성 병변으로, 위암 발생 시 대부분 분화도가 좋은 선암에 해당한다.

위암에는 예후가 좋은 장형 위암 (intestinal-type gastric cancer)과 예후가 불량한 미만형 위암 (diffuse-type gastric cancer)이 있으며, 모두 *H. pylori* 감염 때문에 발생한다. *H. pylori* 감염성 위염이 궤양이나 암으로 진행할 가능성은 10% 미만에 불과하지만, 우리나라와 일본에는 동아시아형 cagA 유전자를 지닌 *H. pylori* 감염자가 많아서 위궤양과 위암이 십이지장궤양보다 흔하다. 한국인 위암의 97.6%가 *H. pylori* 감염과 연관이 있으며, 일본인은 99.3%가 연관이 있다.

표 1-3-1 장형 위암으로 진행할 위험성이 있는 위염

위염	내시경소견	점수	진단기준
위축성 위염	투영되는 점막하 혈관상	0	위축이 없거나 전정부에 국한된 경우
		1	체부에 국한된 폐쇄형 위축(closed-type atrophic gastritis)
		2	분문부나 기저부까지 진행한 개방형 위축(open-type atrophic gastritis)
화생성 위염	불규칙한 흰색 융기, 얼룩성 발적 (patchy redness), 지도상 발적 (map-like redness), 울퉁불퉁한 모양, 융모상 변화 등	0	장상피화생 (intestinal metaplasia)이 관찰되지 않는 경우
		1	장상피화생이 전정부에 국한된 경우
		2	장상피화생 체부까지 진행한 경우

만성 위축성 위염 (chronic atrophic gastritis)과 화생성 위염 (metaplastic gastritis)은 장형 위암의 전암성 병변으로, 일부는 선종 (adenoma)이나 이형성증 (dysplasia)을 거쳐서 선암 (adenocarcinoma)으로 진행한다. 장형 위암은 *H. pylori* 감염 후 수십 년에 걸쳐서 진행하기에, 대부분 조기 위암 (early gastric cancer)인 상태에서 진단되어 완전절제가 가능하다. 하지만 장형 위암을 방치하면 일부는 로렌 복합형 (Lauren's mixed-type)을 거쳐서 미만형 위암으로 변한 뒤, 결국 진행성 위암 (advanced gastric cancer)이 된다.

그림 1-3-1

화생성 위염의 다양한 내시경소견

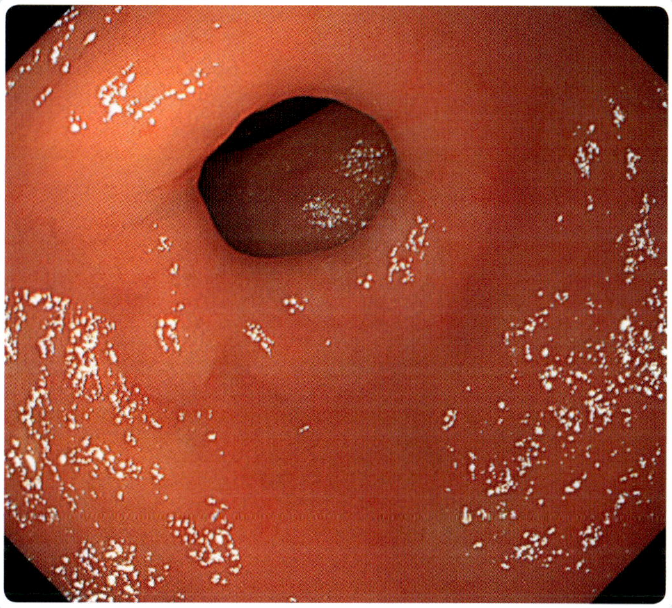

유문부 근처의 흰색 융기들은 만성 *H. pylori* 감염 시 흔히 관찰되는 장상피화생 소견이다.

그림 1-3-2

위축성 위염과 화생성 위염의 내시경소견

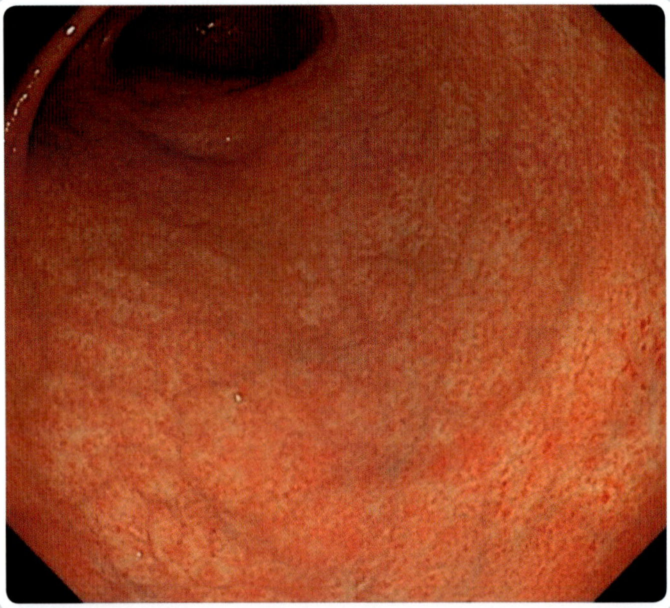

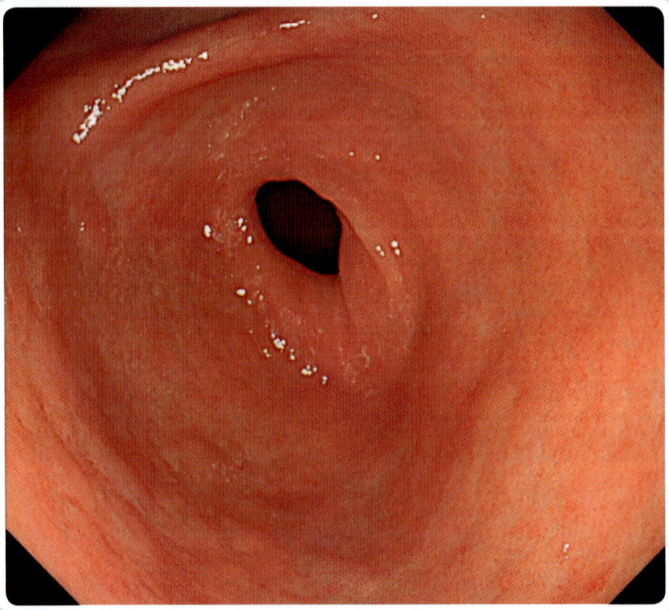

점막하 혈관상이 투영되면 위축성 위염으로 진단할 수 있다. 반면, 화생성 위염은 불규칙한 흰색 융기, 얼룩성 발적 (patchy redness), 지도상 발적 (map-like redness), 울퉁불퉁한 모양, 융모상 변화 등으로 관찰된다.

표 1-3-2 장상피화생으로 인한 발적의 종류

진단명	내시경소견	특징
얼룩성 발적 (patchy redness)	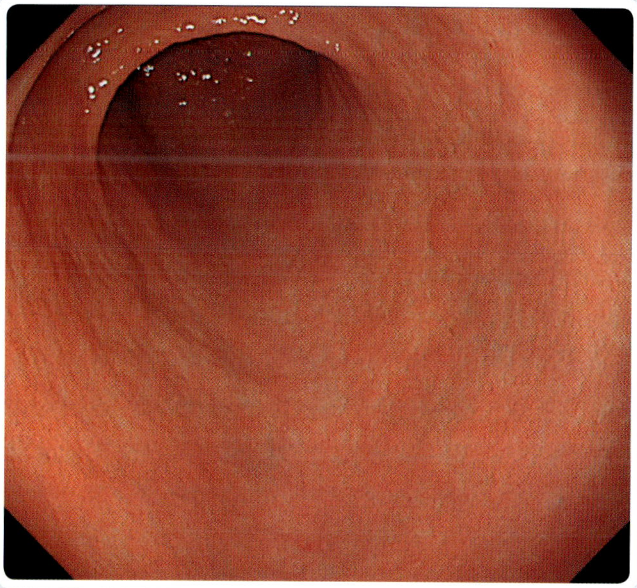	*H. pylori* 활동성 감염자에서 흔함
지도상 발적 (map-like redness)	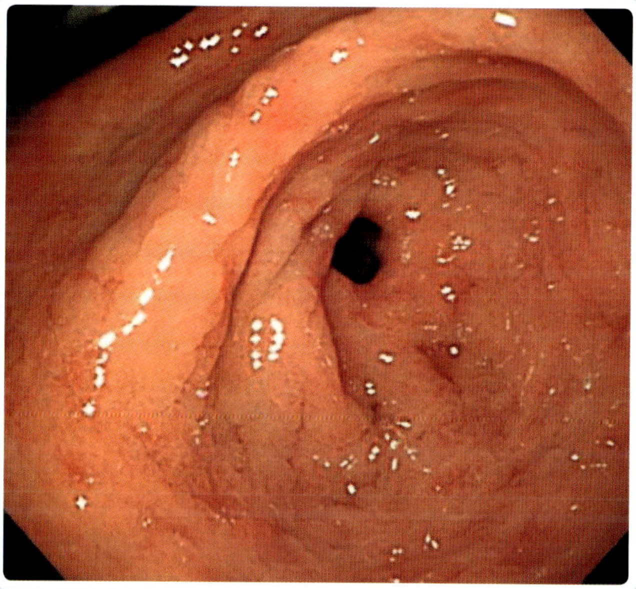	과거 감염자에서 더 흔하며, 황색종과 자주 동반됨

참고문헌

1. Kwak HW, Choi IJ, Cho SJ, et al. Characteristics of gastric cancer according to *Helicobacter pylori* infection status. J Gastroenterol Hepatol 2014;29:1671-1677.
2. Matsuhisa T. Asian *Helicobacter pylori* infection and gastritis. Jpn J *Helicobacter* Res 2013; 14:85-94.
3. Matsuo T, Ito M, Takata S, et al. Low prevalence of *Helicobacter pylori*-negative gastric cancer among Japanese. Helicobacter 2011;16:415-419.
4. Nomura S, Terao S, Adachi K, et al; Research Group for Establishment of Endoscopic Diagnosis of Chronic Gastritis. Endoscopic diagnosis of gastric mucosal activity and inflammation. Dig Endosc 2013;25:136-146.
5. Shichijo S, Hirata Y, Sakitani K, et al. Distribution of intestinal metaplasia as a predictor of gastric cancer development. J Gastroenterol Hepatol 2015;30:1260-1264.

연습문제 1-2

장형 위암으로 진행할 위험성이 높은 만성 *H. pylori* 감염자의 체부의 소만측 사진 2개를 고르시오.

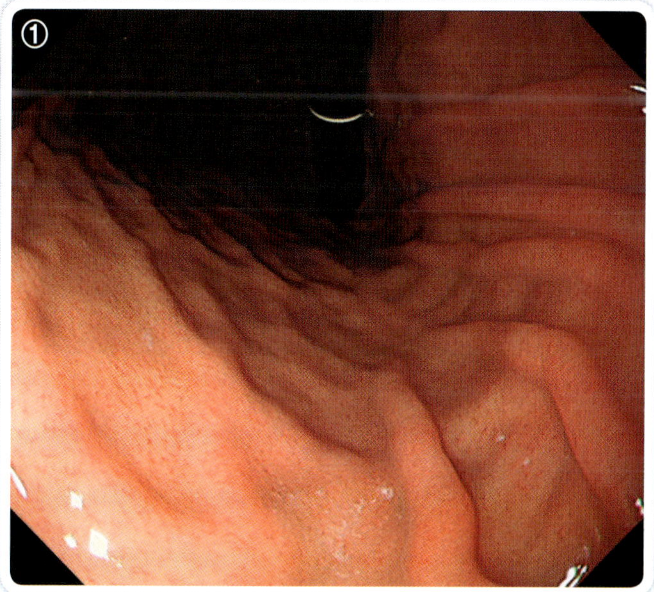

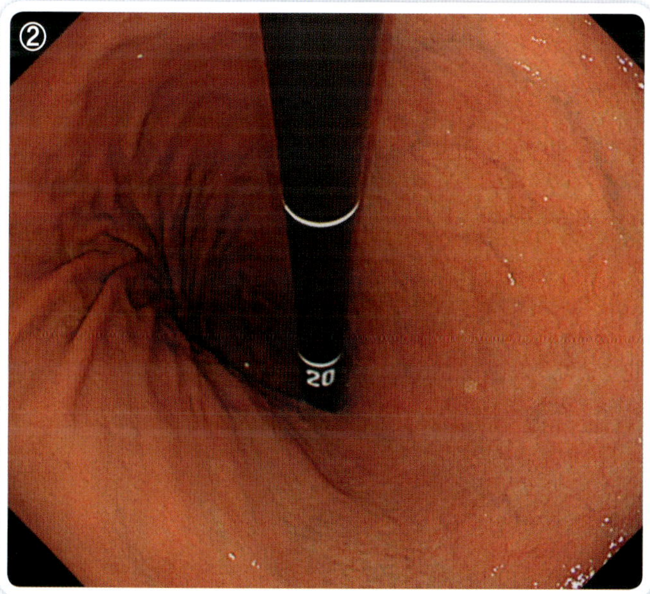

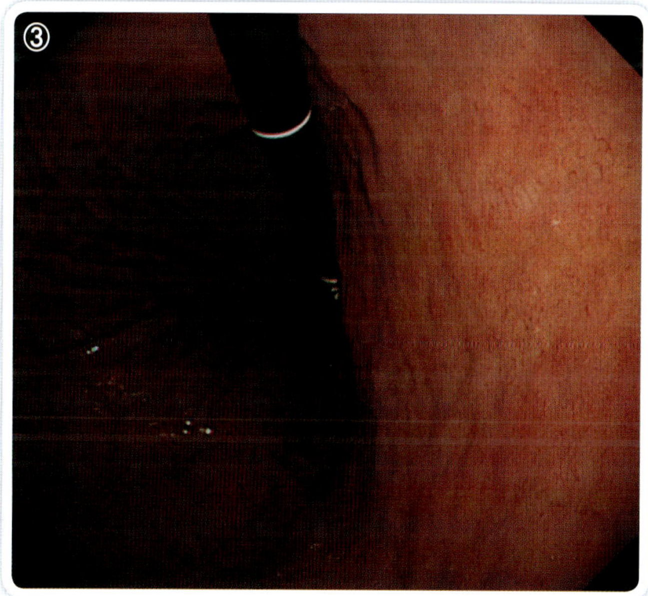

해답 ②, ③

해설 ①번은 균일한 혈관상이 관찰되는 소견으로, 만성 감염의 증거는 보이지 않는다. ②번은 점막하 혈관상이 투영되는 소견으로, 체부까지 진행한 위축성 위염이기에 장형 위암으로 진행할 위험성이 상승한다. ③번은 장상피화생 변화가 관찰되는 화생성 위염 소견으로, 장형 위암으로 진행할 위험성이 상승한다.

연습문제 1-3

H. pylori 감염으로 인한 장상피화생 변화가 관찰되는 위각 소견 2개를 고르시오.

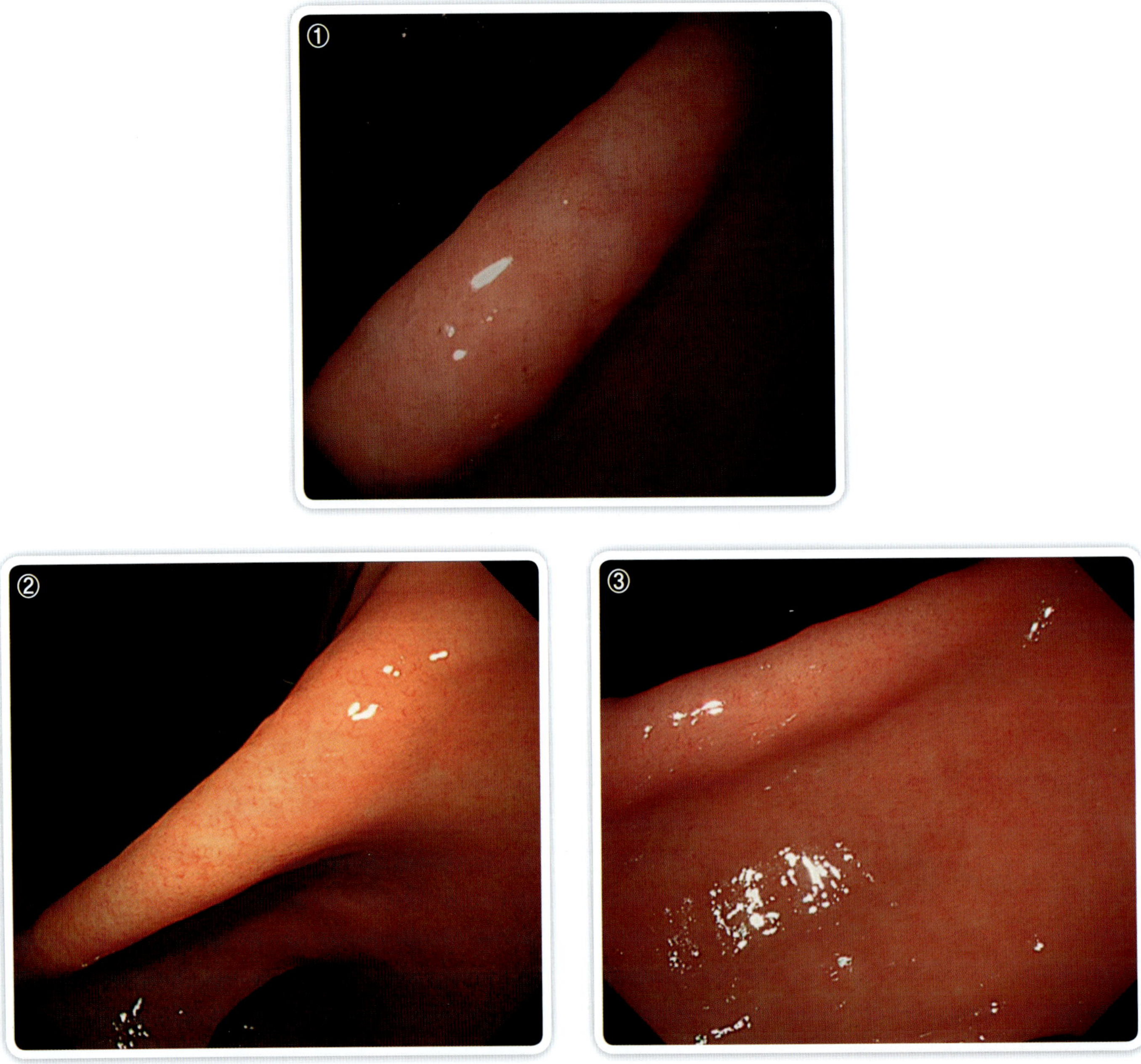

1-3 (계속)

④
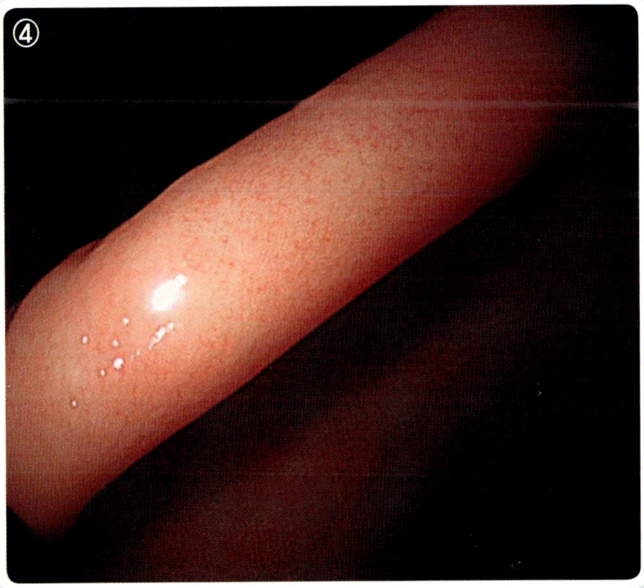

⑤
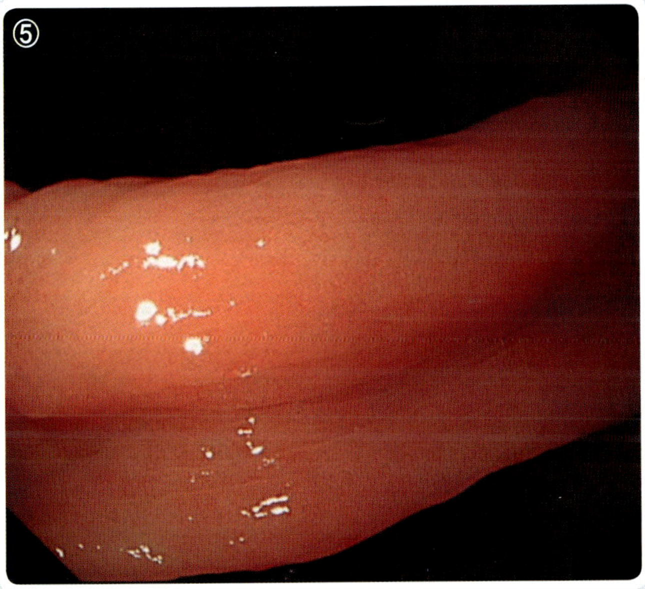

⑥
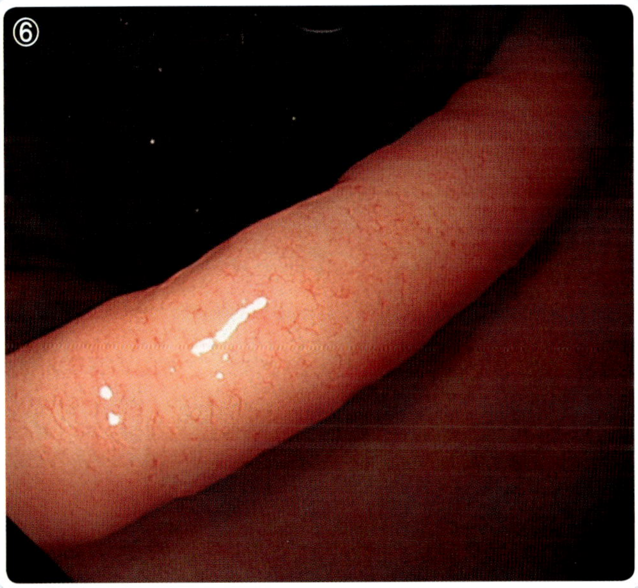

해답 ①, ⑤

해설 ①번과 ⑤번에서만 장상피화생 변화로 인한 불규칙한 흰색 융기가 관찰된다. 나머지는 모두 균일한 혈관상을 보인다.

연습문제 1-4

만성 *H. pylori* 감염에 의한 위축성 위염이나 화생성 위염을 시사하는 체부의 사진 3개를 고르시오.

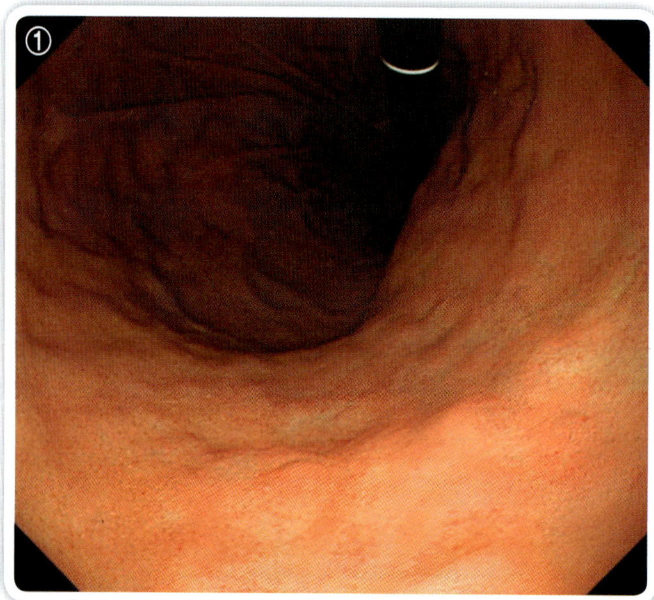

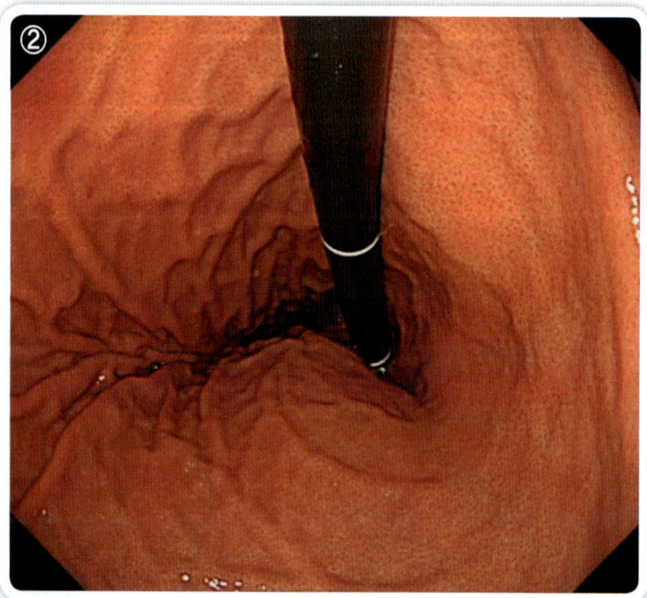

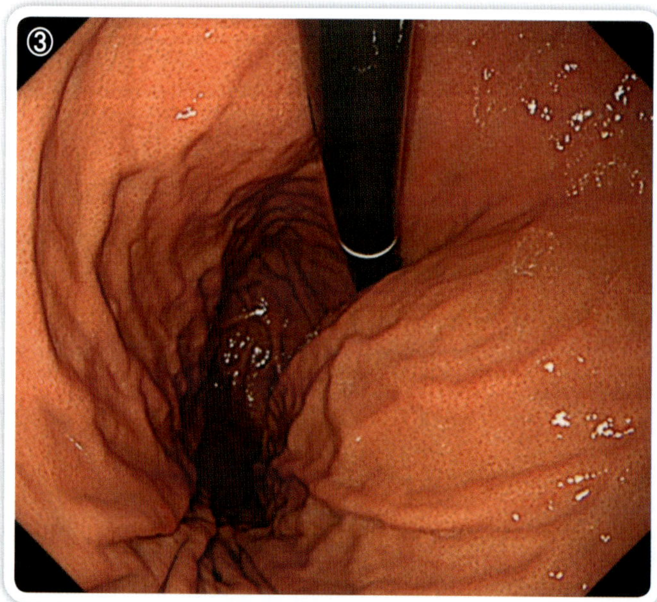

1-4 (계속)

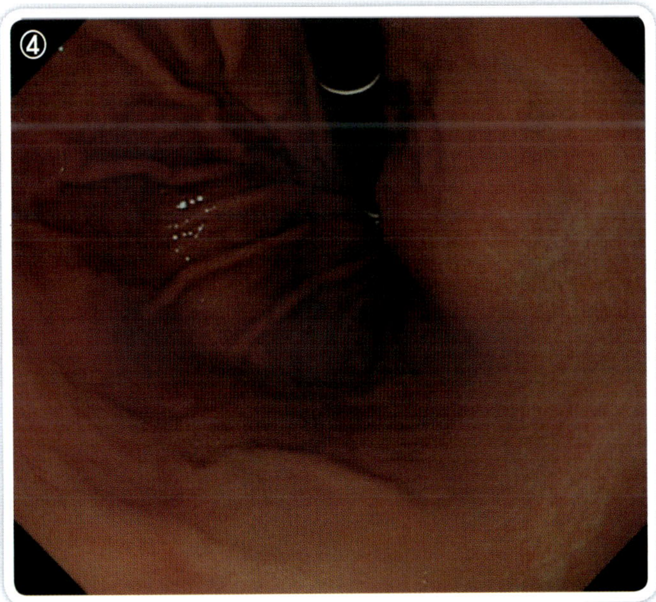

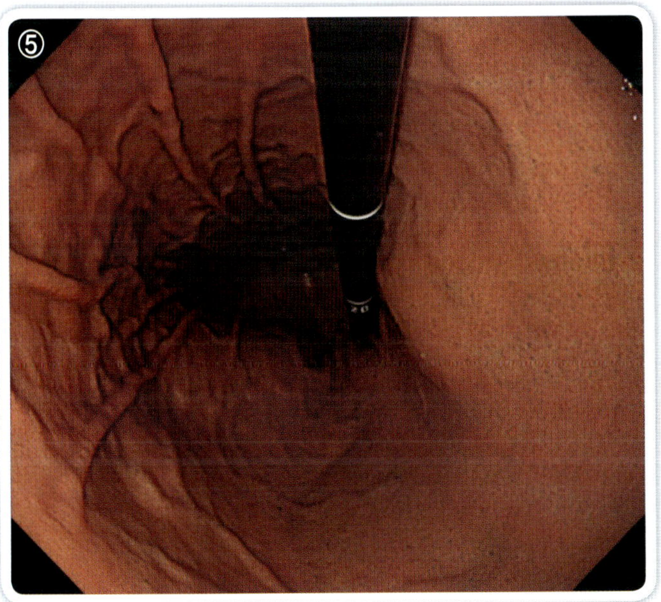

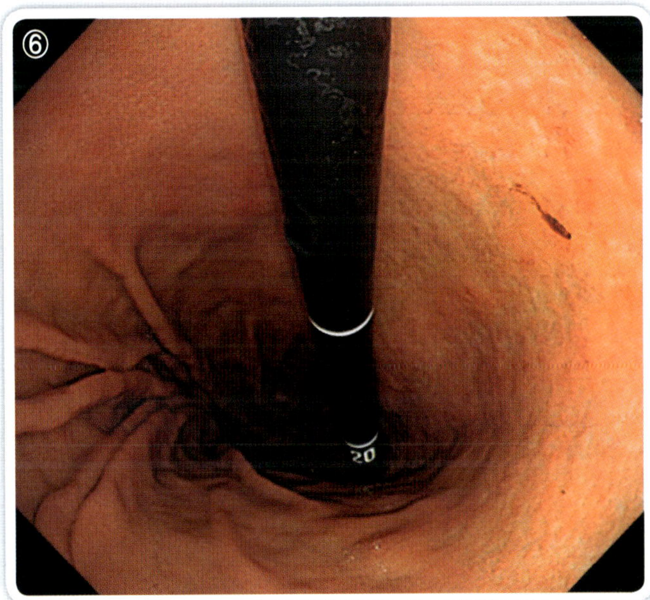

해답 ①, ④, ⑥

해설 ①번은 화생성 위염이며, ④번은 소금-후추가루 양상으로 진행 중인 위축성 위염이다. ⑥번은 이 두 가지 변화를 함께 보이며, 헤마틴도 관찰된다. ②, ③, ⑤번에서는 위축이나 장상피화생 소견이 관찰되지 않는다.

1-4 미만형 위암과 연관된 위염

요점 정리

- 미만형 위암은 급성 활동성 *H. pylori* 감염으로 인해 발생한다.
- 위주름비대와 광범위한 발적으로 보이는 체부 위염은 미만형 위암의 전암성 병변이다.
- 닭살 모양으로 관찰되는 결절성 위염은*H. pylori* 감염으로 인해 형성된 림프 여포와 림프 혈장계 세포 응집으로 인해 관찰되며, 일부는 미만형 위암으로 진행한다.

서양에서는 미만형 위암의 원인을 유전자 이상으로 설명하지만, 우리나라에서 진단되는 미만형 위암은 대부분 급성 활동성 *H. pylori* 감염 때문에 발생한다. 서양에서 원인으로 강조하는 *e-cadherin* (*CDH1*) 유전자 변이조차 우리나라에서는 *H. pylori* 감염 후에 흔히 발견되므로, 미만형 위암을 유전병이 아닌 *H. pylori* 감염으로 인한 위암으로 분류해야 한다.

미만형 위암은 진행이 빠르고 침습적이어서, 만성 위염 없이 급성 활동성 *H. pylori* 감염 상태에서 암이 진단된다. 위축성이나 화생성 위염 등 만성 위염이 적은 젊은 연령에서 활동성 감염이 지속될 때 미만형 위암 발생의 위험성이 증가한다. 결절성 위염(nodular gastritis)은 전정부에서 체부로 진행하는 미만형 위암의 전암성 병변이며, 비후성 위염 (hypertrophic gastritis)과 광범위한 발적 (diffuse redness)은 체부에서 진단되는 미만형 위암의 전암성 병변이다.

전정부에서 닭살 모양으로 관찰되는 결절성 위염은 *H. pylori* 감염으로 인해 형성된 림프 여포 (lymphoid follicle)와 림프 혈장계 세포의 응집 (lymphoplasma cell aggregate)으로 구성된다. 활동성 *H. pylori* 감염은 전정부보다 체부에서 흔하며, 염증세포 침윤으로 인해 점막이 붓고 위주름이 두꺼워진다. 또한, 혈류량이 증가해서 헤모글로빈 지수 (hemoglobin index)가 상승하고, 점상출혈 (hemorrhagic spots, spotty redness) 등의 광범위한 발적이 기저부와 체부에서 관찰된다.

활동성 *H. pylori* 감염은 치료하지 않으면 거의 모든 예에서 만성 위염으로 진행한다. 아직 우리나라 성인의 약 반수가 *H. pylori* 혈청 검사에서 양성 소견을 보이므로, 위내시경 검사 시 결절성 위염이나 위주름비대 또는 광범위한 발적이 보이면 *H. pylori* 감염에 대한 진단과 치료를 적극적으로 권해야 한다. 제균 치료에 성공하면 위암 발생률은 현저히 감소한다.

그림 1-4-1

급성 활동성 *H. pylori* 감염을 시사하는 광범위한 발적과 점상출혈

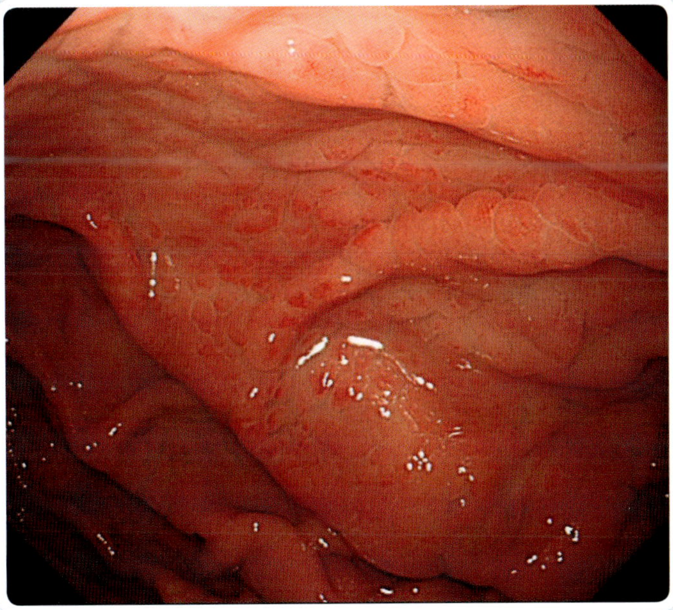

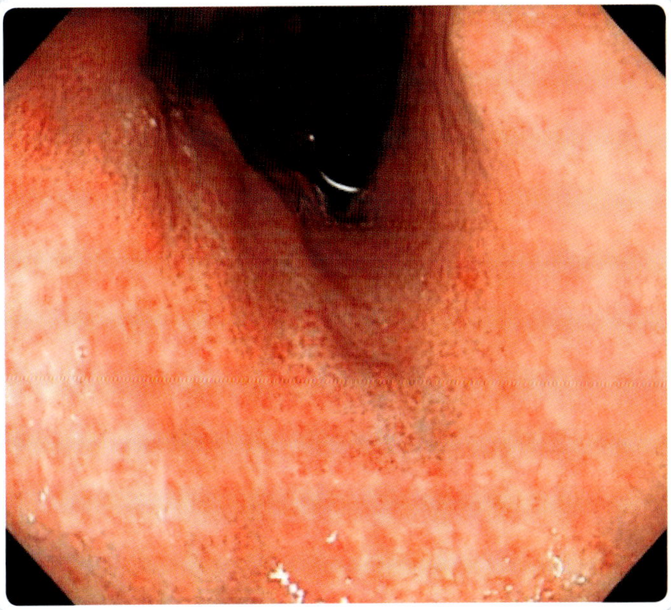

기저부와 체부의 상부에서 주로 관찰되는 다발성 출혈성 반점들은 급성 활동성 *H. pylori* 감염이 진행되고 있음을 알려주는 가장 흔한 체부 위염 소견이다. 제균 치료에 성공하면 발적이 사라진다.

그림 1-4-2

급성 활동성 *H. pylori* 감염을 시사하는 비후성 위염과 결절성 위염

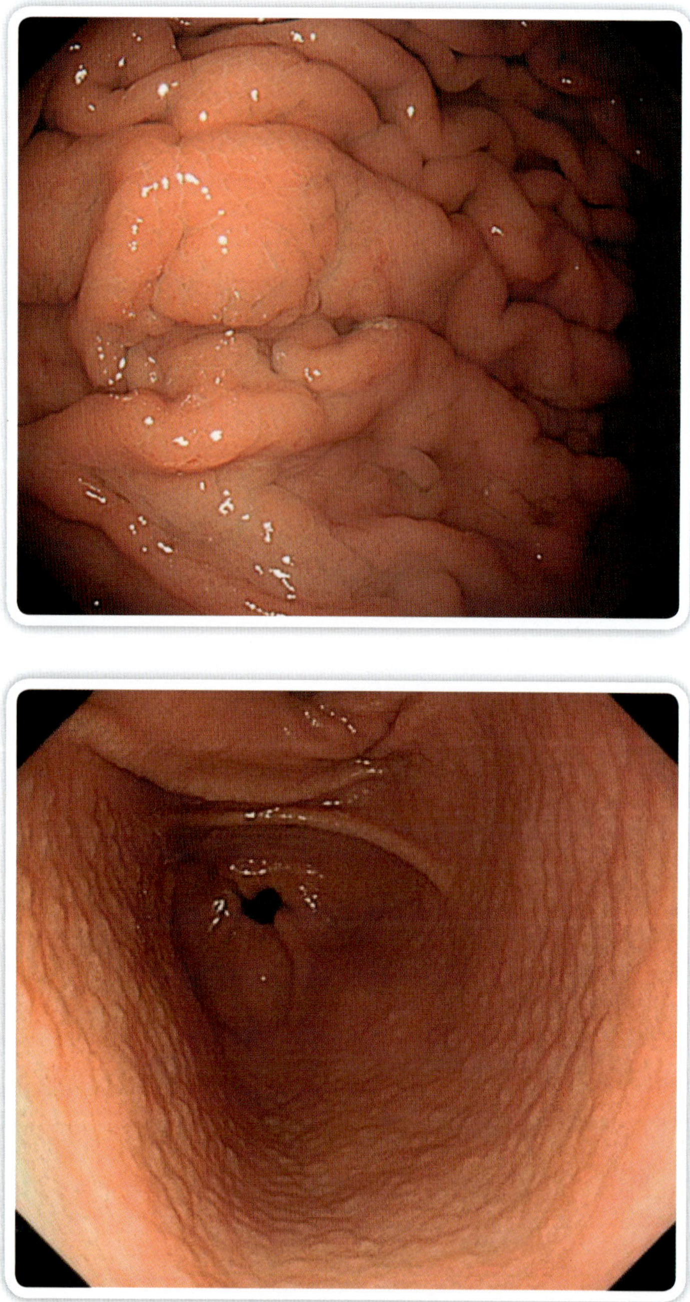

위 사진처럼 주름비대가 관찰되는 비후성 위염은 체부 미만형 위암의 전암성 병변이다. 아래 사진처럼 닭살 모양을 보이는 결절성 위염은 전정부 미만형 위암의 전암성 병변이다. 위축성 및 화생성 위염이 드문 젊은 활동성 감염자에서 흔하다.

표 1-4-1 미만형 위암과 연관된 위염

위염	내시경소견	점수	진단기준
결절성 위염	닭살 모양의 결절	0	결절성 위염이 없는 경우
		1	전정부에서 결절성 위염이 관찰됨
비후성 위염	위주름비대	0	비후성 위염이 없는 경우
		1	위주름이 5 mm 이상으로 두꺼워짐
광범위한 발적	점상출혈, 융합된 발적, 혈관상의 투영	0	기저부나 체부에 발적이 없는 경우
		1	광범위한 발적이 관찰되고 혈관상이 약하게 투영됨
		2	심한 발적이 광범위하게 관찰되고 혈관상이 강하게 투영됨

참고문헌

1. Bae SE, Choi KD, Choe J, et al. The effect of eradication of *Helicobacter pylori* on gastric cancer prevention in healthy asymptomatic populations. *Helicobacter* 2018;23:e12464.
2. Chan AO, Lam SK, Wong BC, et al. Promoter methylation of E-cadherin gene in gastric mucosa associated with *Helicobacter pylori* infection and in gastric cancer. Gut 2003;52:502-506.
3. Egi Y, Kim S, Ito M, et al. *Helicobacter pylori* infection is the major risk factor for gastric inflammation in the cardia. Dig Dis Sci 2006;51:1582-1588.
4. Kamada T, Sugiu K, Hata J, et al. Evaluation of endoscopic and histological findings in *Helicobacter pylori*-positive Japanese young adults. J Gastroenterol Hepatol 2006;21(1 Pt 2):258-261.
5. Lee JH, Choi KD, Jung HY, et al. Seroprevalence of *Helicobacter pylori* in Korea: A multicenter, nationwide study conducted in 2015 and 2016. Helicobacter 2018;23:e12463.
6. Shichijo S, Hirata Y, Niikura R, et al. Association between gastric cancer and the Kyoto classification of gastritis. J Gastroenterol Hepatol 2017;32:1581-1586.
7. Sugimoto M, Ban H, Ichikawa H, et al. Efficacy of the Kyoto classification of gastritis in identifying patients at high risk for gastric cancer. Intern Med 2017;56:579-586.
8. Tsai YC, Hsiao WH, Yang HB, et al. The corpus-predominant gastritis index may serve as an early marker of *Helicobacter pylori*-infected patients at risk of gastric cancer. Aliment Pharmacol Ther 2013;37:969-978.

연습문제 1-5

H. pylori 감염자에서 미만형 위암이 발생할 가능성이 높은 전정부 소견은?

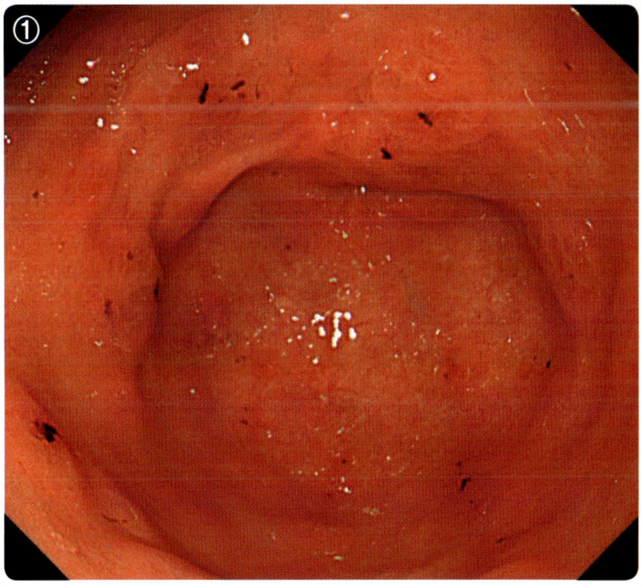

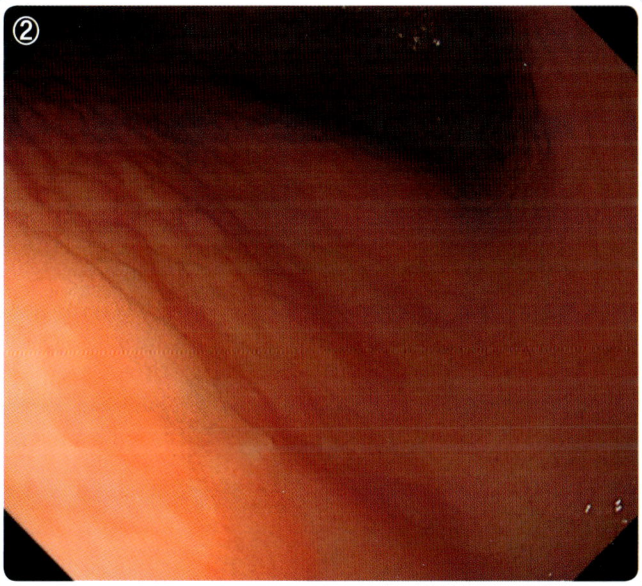

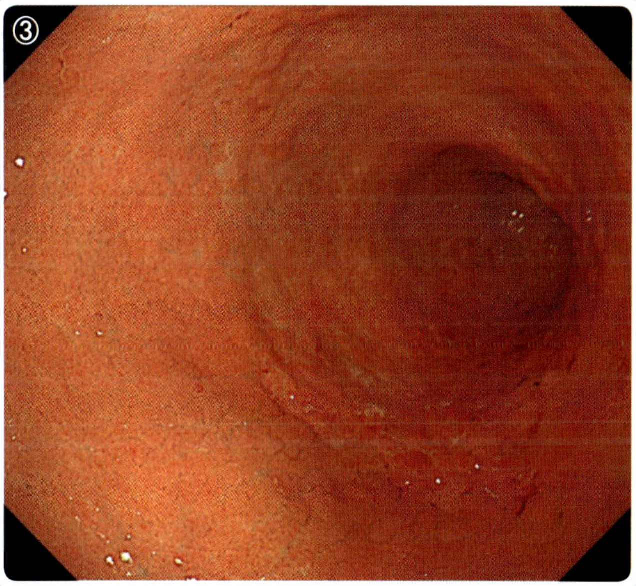

해답 ②

해설 ①번은 *H. pylori* 감염 여부와 무관하게 위내 pH가 1 이하로 낮을 때 관찰되는 융기형 미란과 헤마틴으로, 위암으로 진행하지 않는다. ②번은 *H. pylori* 감염으로 인한 결절성 위염으로, 미만형 위암의 위험성이 높아진다. ③번은 흔한 모양의 *H. pylori* 감염성 위궤양이 아닌 광범위한 다발성 위궤양으로, 저위도 위 말트 림프종을 감별해야 한다.

1-5 위암과 무관한 위염

요점 정리

- 규칙적인 선상 발적은 *H. pylori* 감염이 없을 때 흔히 관찰되는 건강한 위점막 소견이다.
- 헤마틴과 융기형 미란은 주로 위내 pH가 1 이하로 낮을 때 관찰된다.
- 함몰형 미란과 얼룩성 발적은 진통소염제, 항혈전제 등의 약물 복용이나 바이러스 감염 때문에 발생할 수 있다.
- 교토 분류에서는 표재성 위염과 미란성 위염이라는 진단명을 사용하지 않고, 선상 발적, 융기형 미란 등으로 기재한다.

약물로 인한 위염, 자가면역성 위염 (autoimmune gastritis), 호산구성 위염 (eosinophilic gastritis), 콜라겐성 위염 (collagenous gastritis), 염증성장질환 (inflammatory bowel disease) 연관성 위염 등 *H. pylori* 이외의 원인으로 인한 위염은 위암으로 거의 진행하지 않는다. 또한, *H. pylori* 감염성 위염 중에서도 5가지 위염(광범위한 발적, 주름비대, 결절성 위염, 위축성 위염, 화생성 위염)만 위암과 연관된다.

서양의 분류에서는 위의 표면에 염증이 있으면 모두 표재성 위염 (chronic superficial gastritis)이라고 진단하기에 위암과 무관한 발적들이 대부분이다. 또한, 미란성 위염 (erosive gastritis)은 "위암과 무관한 융기형 미란"과 "장형 위암으로 진행할 수 있는 지도상 발적"이 섞여 있어서 부정확하다. 대부분의 표재성 위염과 미란성 위염은 *H. pylori* 감염과 무관하며 전암성 병변이 아니므로, 교토 분류에는 표재성 위염과 미란성 위염이라는 진단명이 없다.

그림 1-5-1

규칙적인 선상 발적

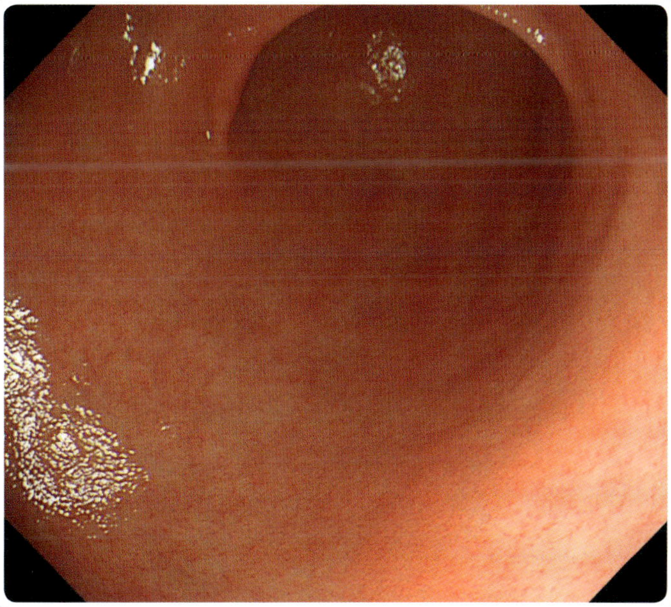

위세포 분비능이 살아있는 건강한 위점막을 시사하는 소견으로, 조직검사를 해도 정상으로 나온다. 미감염 시 더 흔히 관찰되는 소견이다.

그림 1-5-2

함몰형 미란을 보인 미감염자의 내시경소견

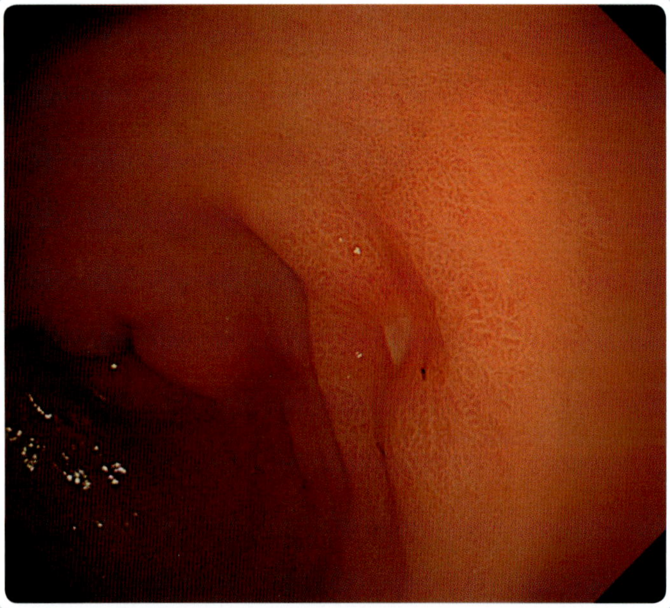

교토 분류에서는 함몰형 미란을 궤양 유사 병변으로 정의하여, 장상피화생으로 인해 관찰되는 지도상 발적과 혼동하지 않도록 했다. 함몰형 미란은 약물 복용이나 바이러스 감염 등으로 인해 발생할 수 있으며, 일부 Epstein-Barr virus 감염성 위염은 위암으로 진행할 수 있다.

그림 1-5-3

***H. pylori* 감염력이 없는 미감염자에서 진단된 융기형 미란과 헤마틴**

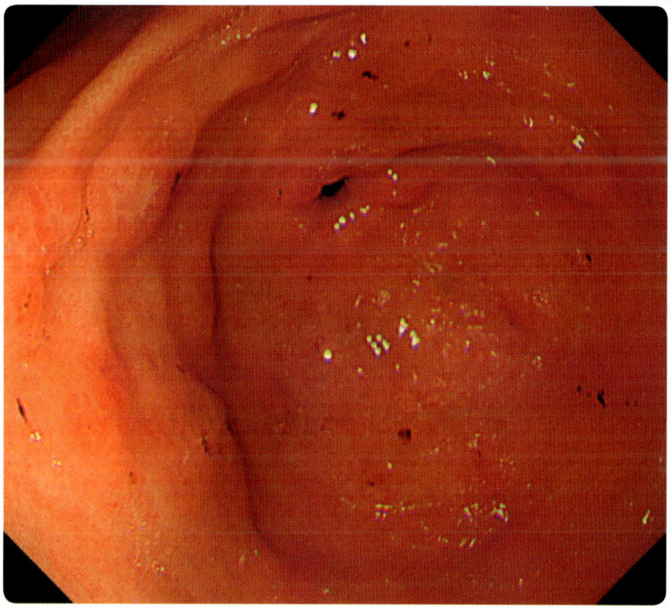

H. pylori 감염 여부와 무관하게 위내 pH가 지나치게 낮을 때는 융기형 미란과 헤마틴 (벽내 출혈)이 관찰될 수 있다. 약물로 인한 위산과다분비 시에는 함몰형 미란이나 얼룩성 발적까지 동반될 수 있다.

그림 1-5-4

얼룩성 발적이 관찰된 미감염자의 내시경소견

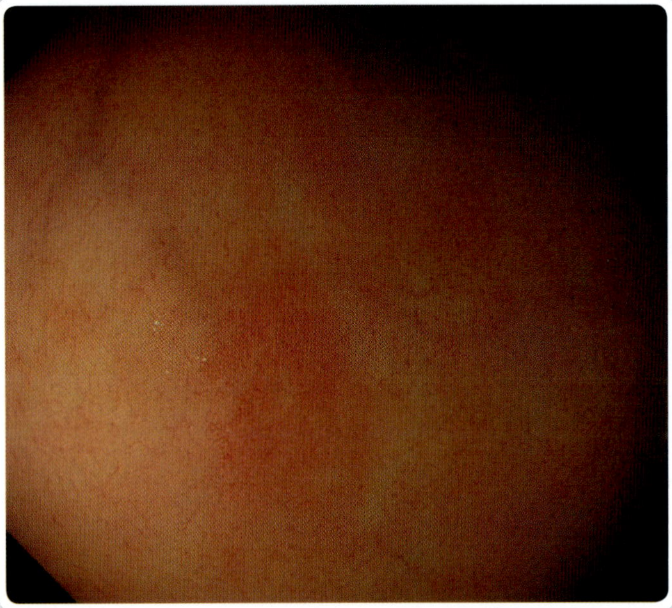

함몰이 없는 편평한 발적으로, 함몰형 미란과 구분할 수 있다. *H. pylori* 감염자에서 관찰되는 얼룩성 발적은 전정부에서 다발성으로 보이지만, 약물로 인한 얼룩성 발적은 체부에서도 단일 병변으로 관찰될 수 있다.

표 1-5-1 위염의 교토 분류 개정판에 실린 23가지 소견에 대한 요약

<table>
<tr><th>내시경소견</th><th>주위치</th><th>H. pylori
감염 상태</th><th>기타 원인</th></tr>
<tr><td>균일한 혈관상
(regular arrangement of collecting venules)</td><td>위각</td><td rowspan="4">미감염</td><td>-</td></tr>
<tr><td>위저선 용종 (fundic gland polyp)</td><td rowspan="3">기저부 > 체부</td><td rowspan="2">위산억제제</td></tr>
<tr><td>조약돌 모양 (cobblestone appearance)</td></tr>
<tr><td>가성 용종 (pseudopolyp)</td><td>콜라겐성 위염</td></tr>
<tr><td>융기형 미란 (raised erosion)</td><td>전정부</td><td rowspan="3">미감염,
과거 감염 > 현감염</td><td>위산과다</td></tr>
<tr><td>선상 발적 (red streak)</td><td rowspan="4">위 전체</td><td>-</td></tr>
<tr><td>헤마틴 (hematin)</td><td rowspan="3">진통소염제,
항혈전제 등</td></tr>
<tr><td>함몰형 미란 (depressive erosion)</td><td rowspan="2">모든 감염 상태</td></tr>
<tr><td>얼룩성 발적 (patchy redness)</td></tr>
<tr><td>다발성 백색 편평 융기
(multiple white and flat elevated lesions)</td><td rowspan="2">체부</td><td>-</td><td rowspan="2">위산억제제</td></tr>
<tr><td>흑점 (black spot)</td><td>과거 감염</td></tr>
<tr><td>황색종 (xanthoma)</td><td rowspan="5">위 전체</td><td rowspan="2">과거 감염 > 현감염</td><td rowspan="4">-</td></tr>
<tr><td>지도상 발적 (map-like redness)</td></tr>
<tr><td>선와상피 (foveolar) - 과형성 (hyperplastic)
용종 (polyp)</td><td rowspan="3">현감염 > 과거 감염</td></tr>
<tr><td>장상피화생 (intestinal metaplasia)</td></tr>
<tr><td>위축 (atrophy)</td><td>자가면역성 위염</td></tr>
<tr><td>점막 부종 (mucosal swelling)
점상 발적 (spotty redness)</td><td rowspan="4">체부 및 기저부</td><td rowspan="4">현감염</td><td rowspan="4">급성 세균성 감염</td></tr>
<tr><td>탁한 점액 (sticky mucus)</td></tr>
<tr><td>광범위한 발적 (diffuse redness)</td></tr>
<tr><td>주름비대 (enlarged, tortuous fold)</td></tr>
<tr><td>닭살 모양의 결절 (nodularity)</td><td>전정부</td><td>현감염 > 과거 감염</td><td>H. suis 감염</td></tr>
<tr><td>대리석 모양 (white-marbled appearance) 또는
서리내린 모양 (shimofuri appearance)</td><td>위각</td><td>-</td><td>Non-H. pylori
Helicobacter 감염</td></tr>
</table>

- 알려진 바 없음

표 1-5-2 미감염자에서 흔한 발적의 종류

진단명	내시경소견	특징
융기형 미란 (raised erosion)	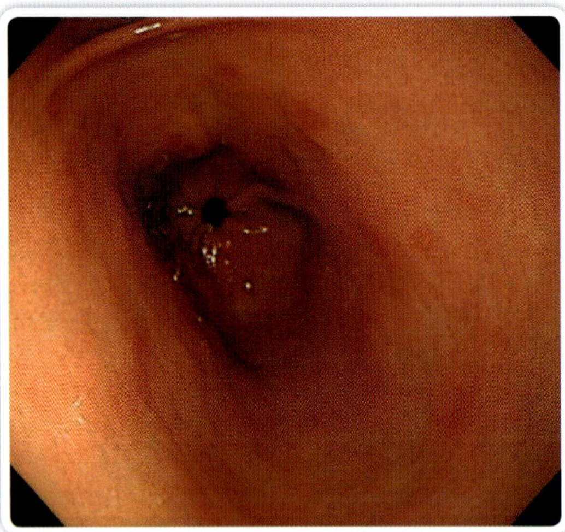	전정부에 국한
함몰형 (depressive) 또는 평편형 미란 (flat erosion)	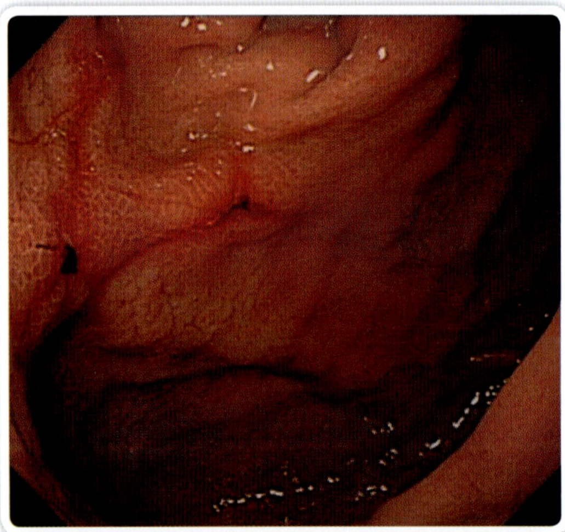	궤양과 유사
얼룩성 발적 (patchy erythema)	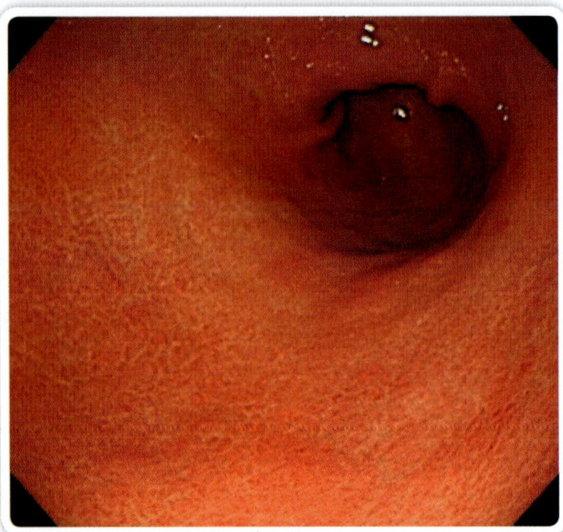	위의 모든 부위에서 관찰되어 감염자의 혈성반점과 감별 가능

표 1-5-2 미감염자에서 흔한 발적의 종류 (계속)

진단명	내시경소견	특징
헤마틴 (hematin)	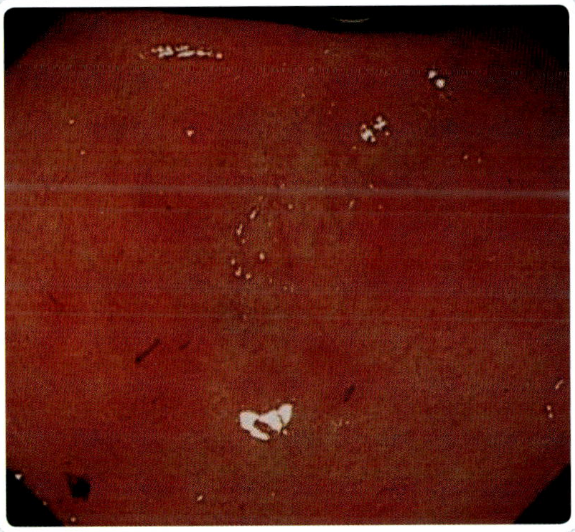	검붉은 색의 납작한 벽내 출혈
선상 발적 (red streak)	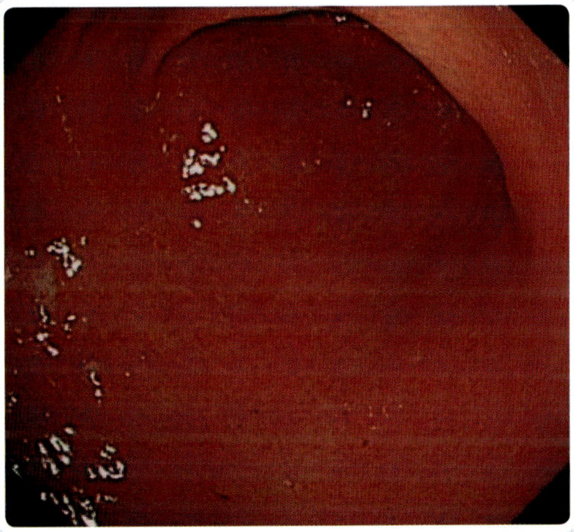	편평하고 규칙적인 일직선상

참고문헌

1. Haruma K, Kato M, Inoue K, et al. Kyoto classification of gastritis, 2nd edition. Tokyo: Nihon Medical Center, 2018.
2. Itoh T, Kawahira H, Nakashima H, et al. Deep learning analyzes *Helicobacter pylori* infection by upper gastrointestinal endoscopy images. Endosc Int Open 2018;6:E139-E144.
3. Lee SY. Endoscopic gastritis, serum pepsinogen assay, and *Helicobacter pylori* infection. Korean J Intern Med 2016;31:835-844.
4. Shichijo S, Nomura S, Aoyama K, et al. Application of convolutional neural networks in the diagnosis of *Helicobacter pylori* infection based on endoscopic images. EBioMedicine 2017;25:106-111.
5. Watanabe K, Nagata N, Shimbo T, et al. Accuracy of endoscopic diagnosis of *Helicobacter pylori* infection according to level of endoscopic experience and the effect of training. BMC Gastroenterology 2013,13:128.

연습문제 1-6

위암으로 진행할 가능성이 적은 전정부 소견 2개를 고르시오.

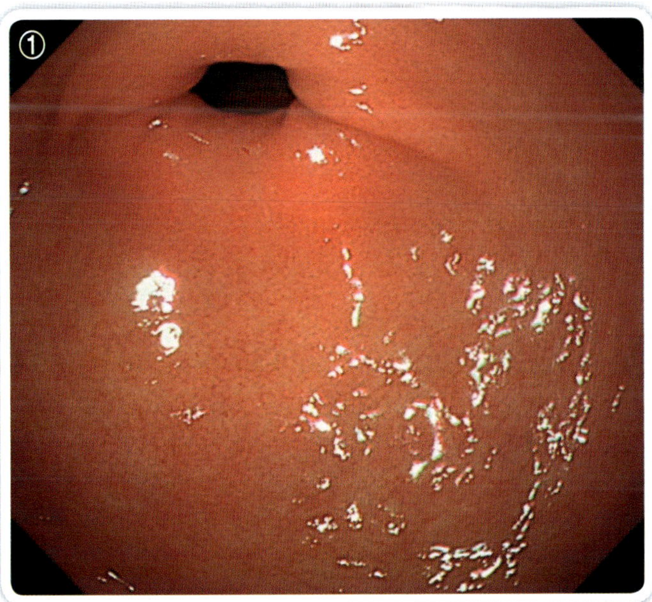

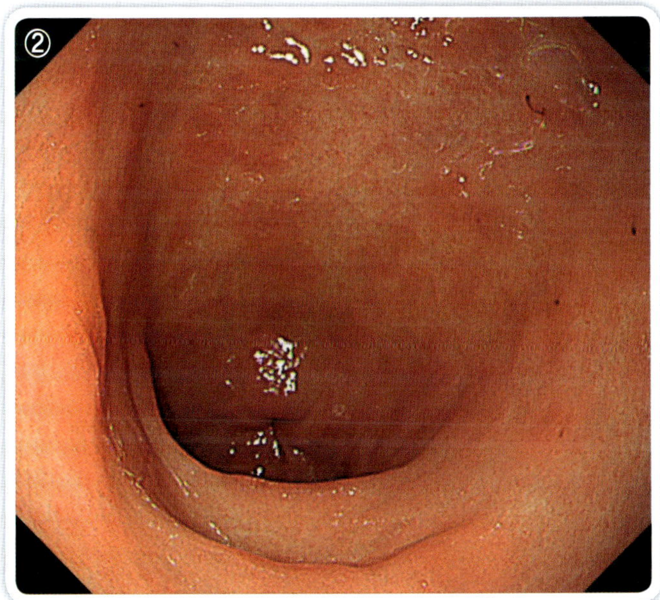

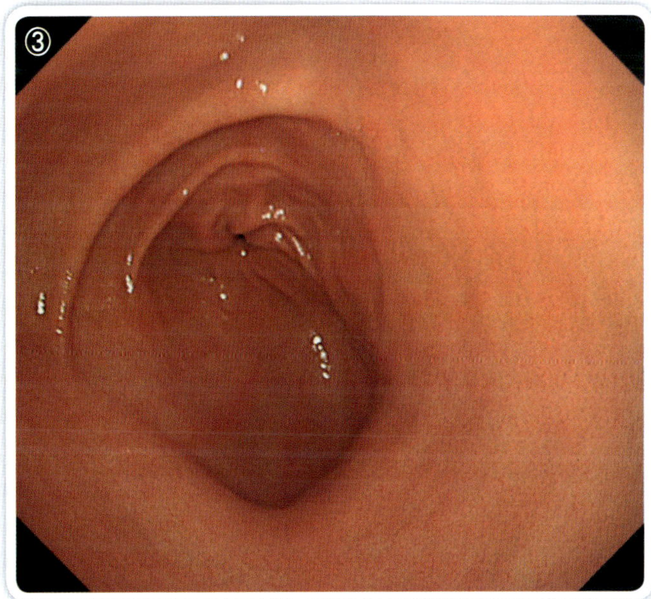

해답 ①, ③

해설 ①번은 균일한 혈관상에서 관찰되는 발적으로, 위암과 무관하다. ②번은 *H. pylori* 과거 감염자에서 주로 관찰되는 지도상 발적으로, 화생성 위염에 해당하므로 장형 위암으로 진행할 위험성이 높다. ③번은 균일한 선상 발적이 보이는 소견으로, 위암과 무관하다.

연습문제 1-7

H. pylori 감염자보다 미감염자의 분문부에서 관찰될 가능성이 높은 소견 2개를 고르시오.

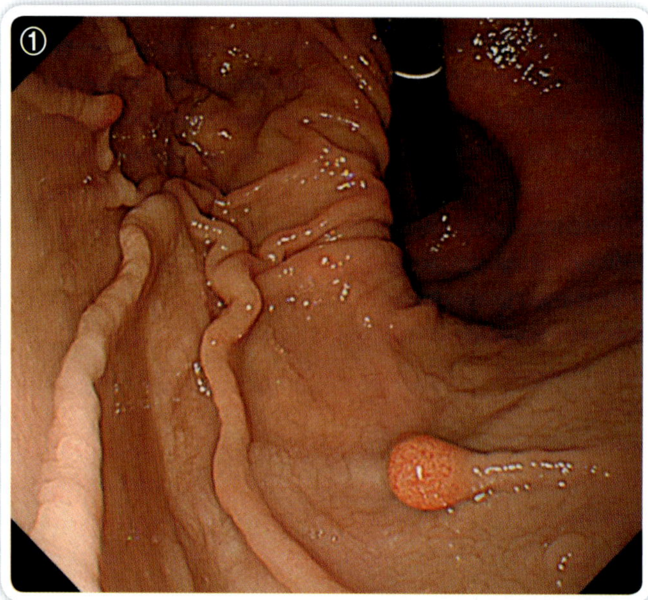

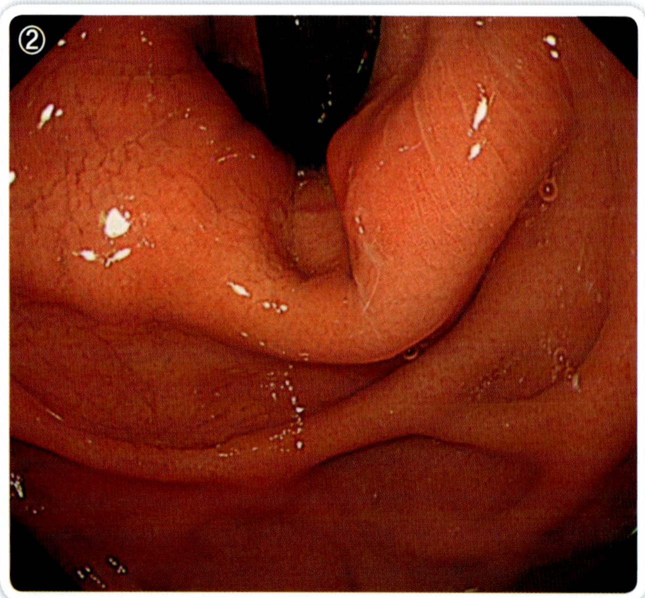

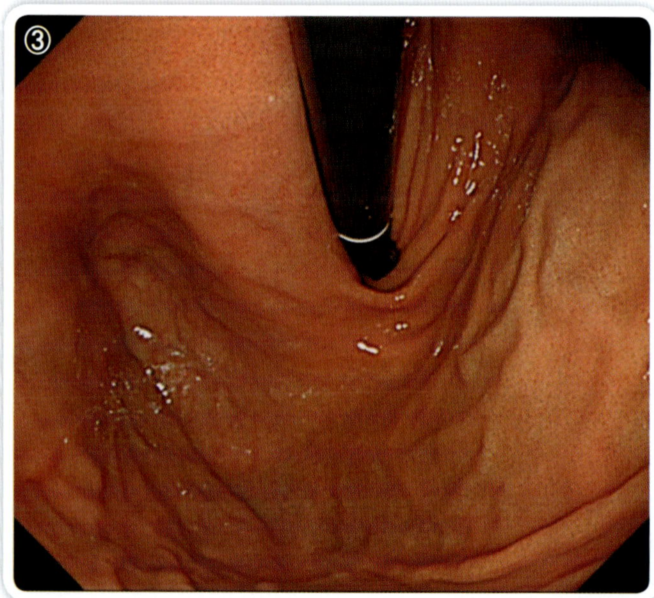

1-7 (계속)

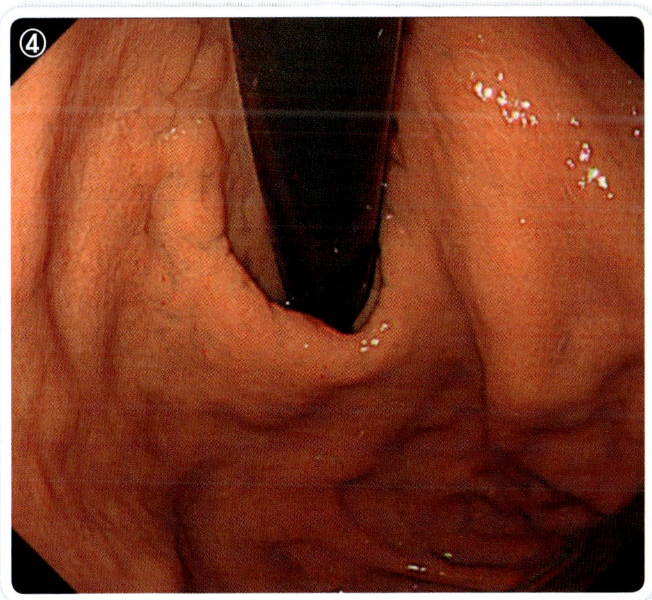

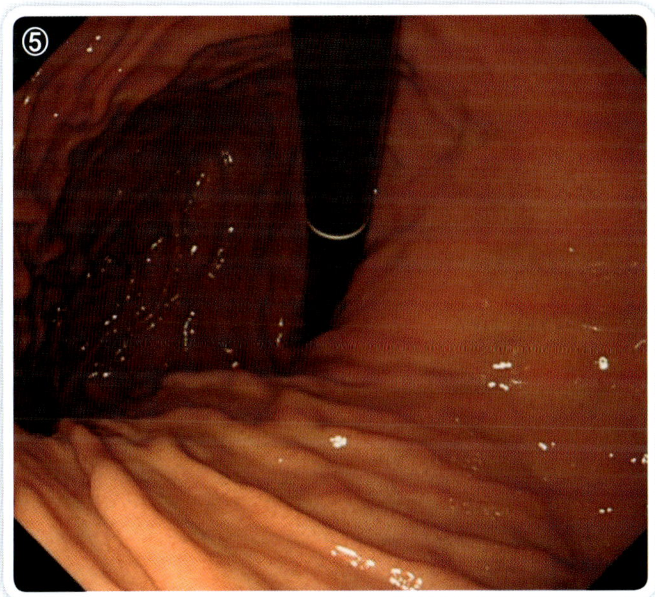

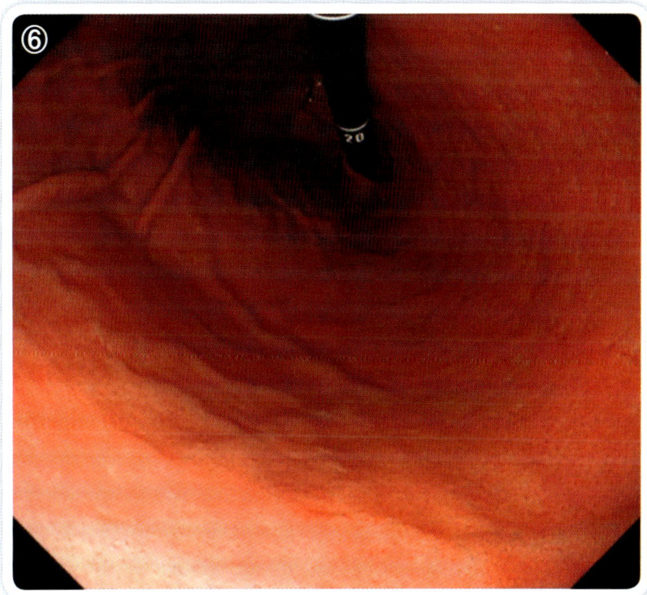

해답 ③, ⑤

해설 ③번은 균일한 혈관상이며, ⑤번은 선상 발적이다. ①번은 *H. pylori* 감염자에서 진단된 과형성 용종 소견이다. ②번은 분문부의 일부에서 RAC가 손상되고 점막부종이 관찰되어, *H. pylori* 감염을 감별해야 한다. ④번은 장상피화생 변화가 있는 만성 감염 소견이다. ⑥번은 위축성 위염이 체부로 진행 중인 만성 감염 소견이다.

CHAPTER 02

헬리코박터 감염자의 내시경소견

2-1 광범위한 발적

요점 정리

- 광범위한 발적은 급성 활동성 *H. pylori* 감염 시 흔히 관찰되는 위내시경소견이다.
- 1 mm 미만의 다발성 점상출혈부터 융합된 발적까지 다양하게 관찰된다.
- 발적은 주로 기저부와 체부 대만측에서 관찰되며, 제균 치료 시 수개월에 걸쳐서 서서히 사라진다.

H. pylori 감염으로 인해 위점막이 자극되면 기저부와 상부 체부에서 광범위한 발적이 관찰되며, 위산분비능이 상승된다. 1 mm 미만의 다발성 점상출혈 (hemorrhagic spots, spotty redness)로 관찰되기도 하며, 문맥압 항진으로 인한 위병증 (portal hypertensive gastropathy)과 유사한 큰 발적으로 관찰되기도 한다.

그림 2-1-1

체부의 주름에서 관찰되는 점상출혈

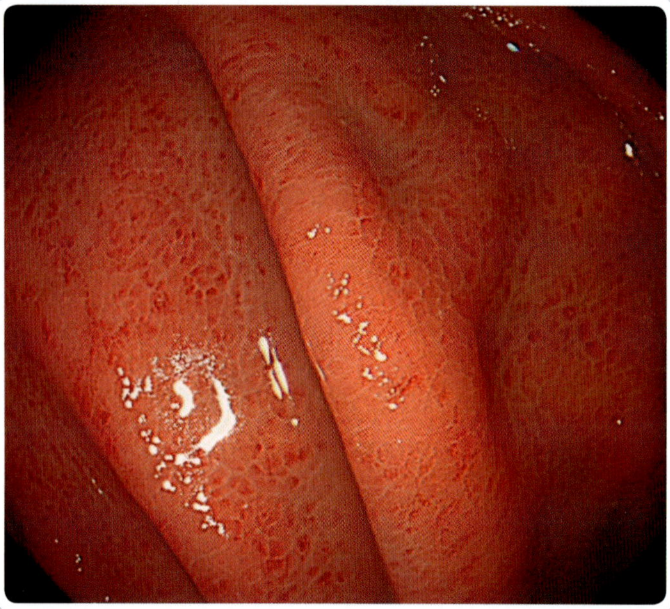

급성 활동성 *H. pylori* 감염을 시사하는 전형적인 소견으로, 기저부와 체부에 밀집되어 있다. 체부 위염 소견으로, 제균 치료 성공 시 수개월에 걸쳐서 서서히 사라진다.

그림 2-1-2

광범위한 발적과 점막부종

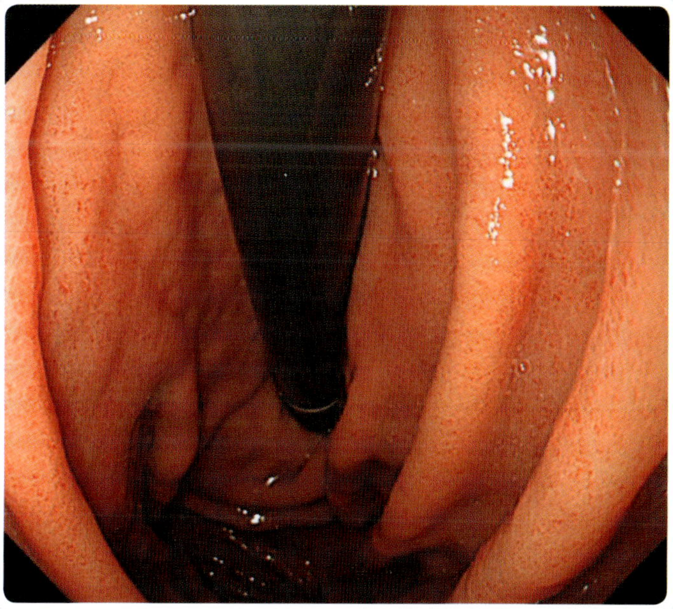

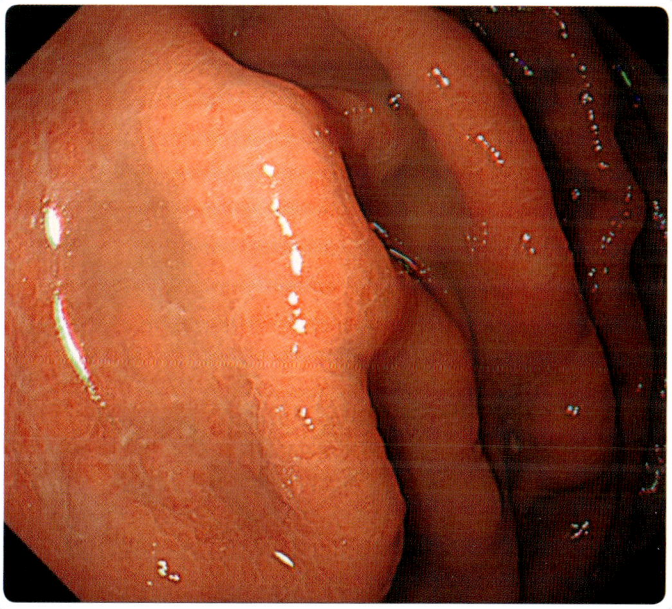

활동성 감염을 시사하는 광범위한 발적이 관찰된다. 점막부종이 심하면 아래 사진처럼 땅이 갈라진 듯 한 소견으로 관찰된다.

그림 2-1-3

H. pylori 감염자의 상부 체부 소견

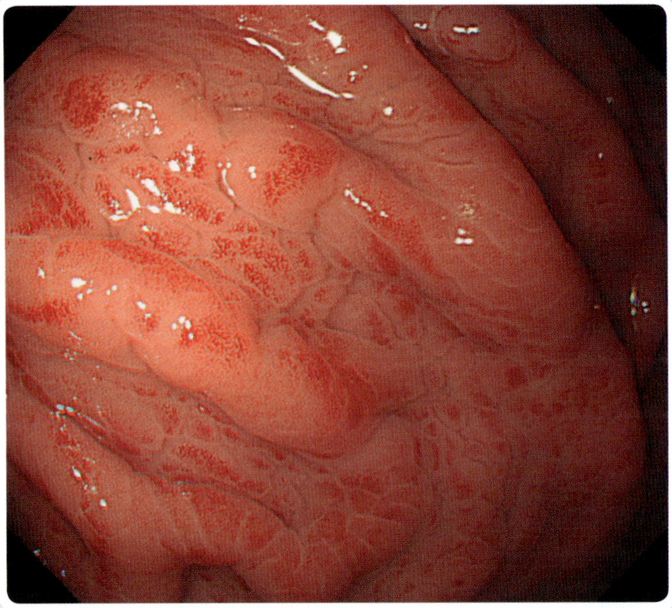

광범위한 발적과 점상출혈이 융합되면 마치 문맥압 상승으로 인한 위병증처럼 보인다. *H. pylori* 감염으로 인한 광범위한 발적은 기저부 근처에서만 관찰되는 반면, 문맥압 상승으로 인한 위병증은 전정부에서 체부까지 위 전체에서 관찰되므로, 발생 위치와 환자의 병력으로 감별할 수 있다.

그림 2-1-4

만성 위염이 진행된 감염자의 기저부 소견

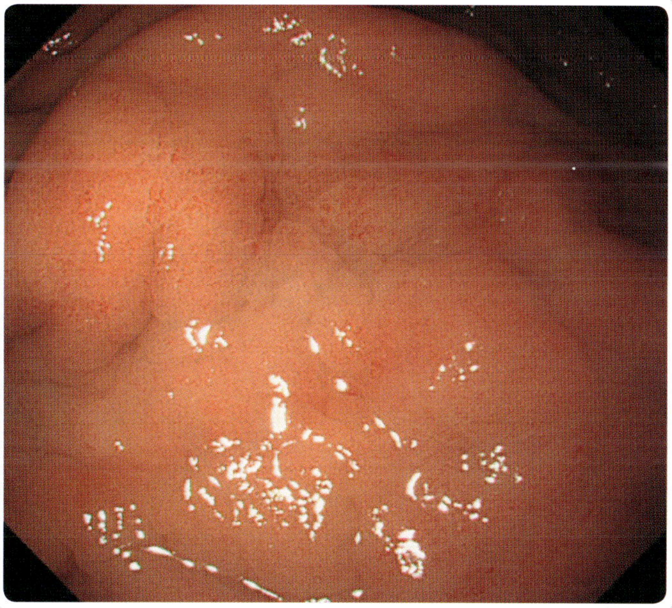

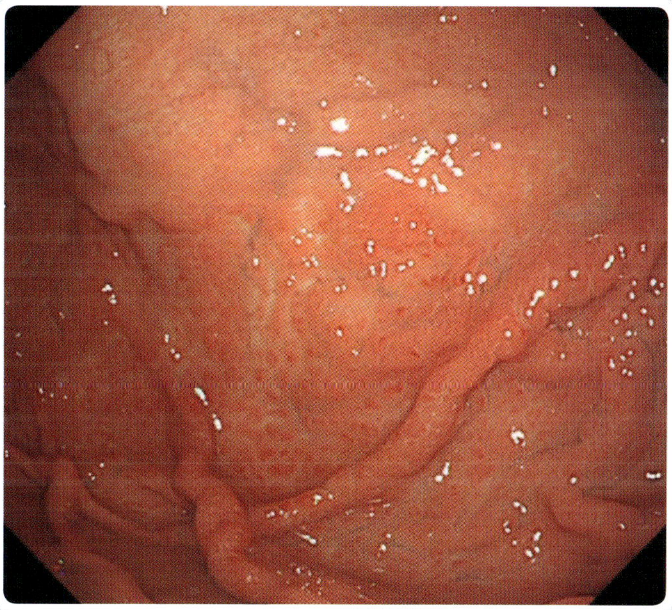

위 사진은 화생성 위염이 있는 *H. pylori* 감염자에서 관찰된 광범위한 발적과 점상출혈 소견이다. 위축성 위염이나 화생성 위염이 진행 중인 경우에는 급성 활동성 감염이 있어도 옅은 발적이나 적은 수의 혈성 반점만 관찰된다. 아래 사진은 위축성 위염이 기저부까지 진행된 위에서 활동성 *H. pylori* 감염이 지속될 때 관찰되는 소견이다.

H. pylori 감염에 의한 발적은 위축성 및 화생성 변화가 가장 늦게 진행되는 기저부나 상부 체부에서 흔히 관찰된다. 발적을 조직검사하면 *H. pylori* 감염으로 인한 호중구나 단핵구 침윤이 관찰된다. 조직검사에서 *H. pylori*이 진단되지 않을 때는 위음성일 가능성 높으므로, 비침습적 검사인 혈청항체검사 (serum anti−*H. pylori* IgG assay)나 대변항원검사 (stool *H. pylori* antigen test)로 확인하는 것이 안전하다. 혈청항체검사 시에는 AU/mL로 보고되는 수치를 참조하는 것이 도움이 되며, 한국인에게 흔한 *H. pylori*항원을 감지할 수 있는, 검증된 항체 키트를 사용해야 감염자를 놓치지 않는다.

참고문헌

1. Egi Y, Kim S, Ito M, et al. *Helicobacter pylori* infection is the major risk factor for gastric inflammation in the cardia. Dig Dis Sci 2006;51:1582-1588.
2. Kato M, Terao S, Adachi K, et al. Changes in endoscopic findings of gastritis after cure of *H. pylori* infection: multicenter prospective trial. Dig Endosc 2013;25:264-273.
3. Kato T, Yagi N, Kamada T, et al. Diagnosis of *Helicobacter pylori* infection in gastric mucosa by endoscopic features: a multicenter prospective study. Dig Endosc 2013;25:508-518.
4. Kim JH, Lee SY, Lee SP, et al. The histologic detection of *Helicobacter pylori* in seropositive subjects is affected by pathology and secretory ability of the stomach. Helicobacter 2018;23:e12480.
5. Lee SY. Current progress toward eradicating *Helicobacter pylori* in East Asian countries: differences in the 2013 revised guidelines between China, Japan, and South Korea. World J Gastroenterol 2014;20:1493-1502.
6. Ma C, Chen CH, Liu TC. The spectrum of gastric pathology in portal hypertension-An endoscopic and pathologic study of 550 cases. Pathol Res Pract 2016;212:704-709.
7. Matrakool L, Tongtawee T, Bartpho T, et al. Improved detection of *Helicobacter pylori* infection and premalignant gastric mucosa using conventional white light source gastroscopy. Asian Pac J Cancer Prev 2016;17:2099-2103.
8. Moon HW, Lee SY, Hur M, et al. Characteristics of *Helicobacter pylori*-seropositive subjects according to the stool antigen test findings: a prospective study. Korean J Intern Med 2018;33:893-901.
9. Tsai YC, Hsiao WH, Yang HB, et al. The corpus-predominant gastritis index may serve as an early marker of *Helicobacter pylori*-infected patients at risk of gastric cancer. Aliment Pharmacol Ther 2013;37:969-978.
10. Uchiyama K, Ida K, Okuda J, et al. Correlations of hemoglobin index (IHb) of gastric mucosa with *Helicobacter pylori* (*H. pylori*) infection and inflammation of gastric mucosa. Scand J Gastroenterol 2004;39:1054-1060.

연습문제 2-1

기저부와 체부에서 다발성 점상출혈을 보인 급성 활동성 *H. pylori* 감염자의 전정부 소견으로 적합한 것은?

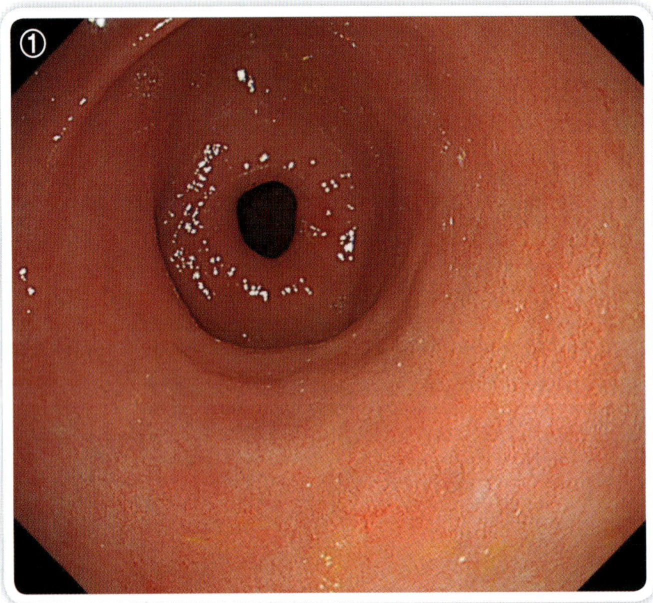

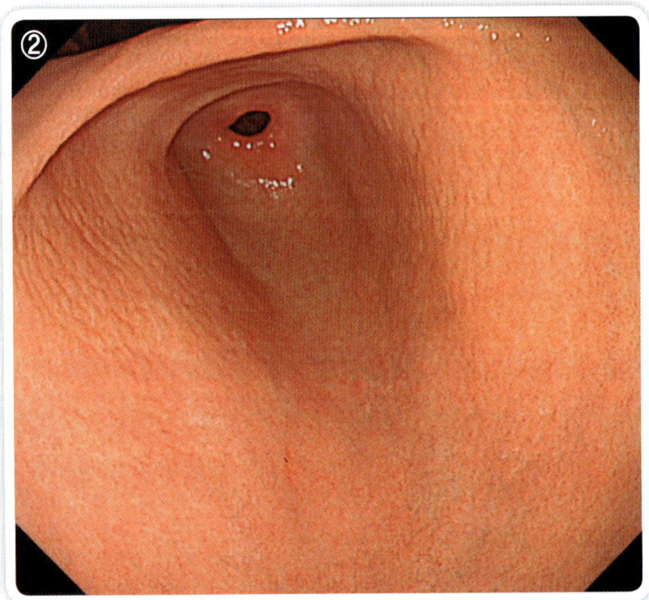

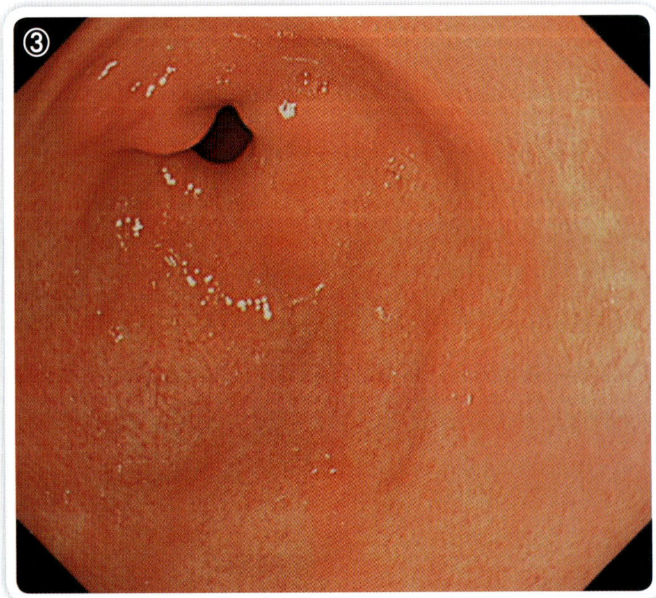

해답 ②

해설 ①번과 ③번은 미감염자에서 흔히 관찰될 수 있는 소견으로, 1번은 역류된 담즙이 묻어 있지만 임상적 의미는 적다. ②번은 활동성 감염을 시사하는 결절성 위염 소견이다.

2-2 비후성 위염

요점 정리

- 급성 활동성 *H. pylori* 감염으로 인해 위주름이 5 mm 이상으로 두꺼워진 것을 비후성 위염이라고 하며, 제균 치료하면 호전된다.
- 위주름비대는 위축성이나 화생성 변화가 없는 젊은 연령에서 흔하며, *H. pylori* 감염이 지속되면 보만 4형의 진행성 위암으로 진행할 수 있다.

위주름의 정상 두께는 5 mm 미만이다. 그러나 *H. pylori* 활동성 감염으로 인해서 호중구가 침윤되면 점막부종으로 인해서 위주름이 5 mm 이상으로 두꺼워진다. 이를 위주름비대 (enlarged fold, tortuous fold, rugal hyperplasia)라고 하며, 비후성 위염 (hypertrophic gastritis or gastropathy)이라고 진단한다. 탁한 삼출액이 흔히 동반되기에 전처치제로 단백융해제 (또는 점액융해제)를 사용해야, 정확하게 점막표면을 관찰하고 제대로 된 조직검사 검체를 얻을 수 있다.

비후성 위염 환자에서 *H. pylori* 감염이 지속될 경우, 일부는 보만 4형 (Borrmann type IV)의 진행성 위암으로 진행한다. 특히 위주름의 두께가 7 mm 이상인 경우에는 미만형 위암의 발생률이 35.5배 상승한다. 비후성 위염은 만성 위염이 없는 젊은 나이에서 주로 발생하며, 급성 활동성 위염에서 바로 미만형 위암으로 진행하므로, 예후가 매우 불량하다. 따라서 *H. pylori* 감염으로 인한 비후성 위염은 가능한 이른 시기에 제균 치료해야 한다.

그림 2-2-1

활동성 *H. pylori* 감염이 진단된 감염자의 위주름 소견

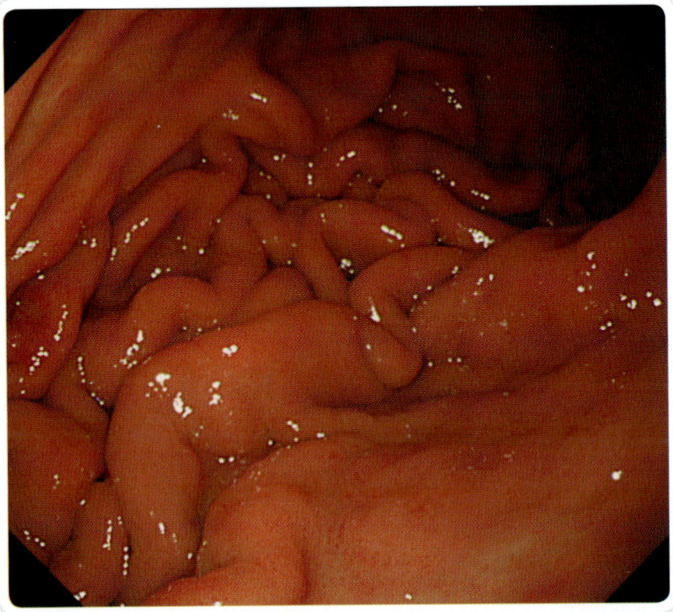

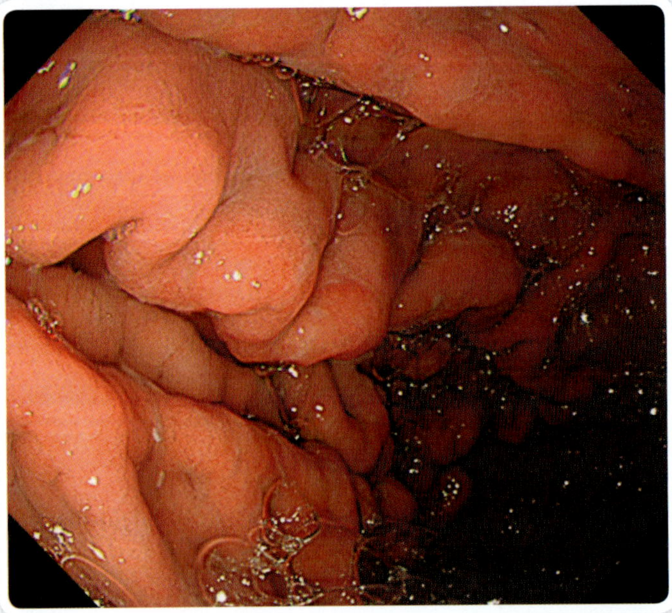

위주름이 5 mm 이상으로 두꺼워진 비후성 위염으로, 위점막의 표면에는 부종이 있다. 위 사진처럼 단백융해제로 전처치하면 끈적한 삼출액이 줄어서, 6시 방향의 작은 점상출혈 소견들까지 볼 수 있다.

그림 2-2-2

비후성 위염 환자에서 진단된 진행성 위암

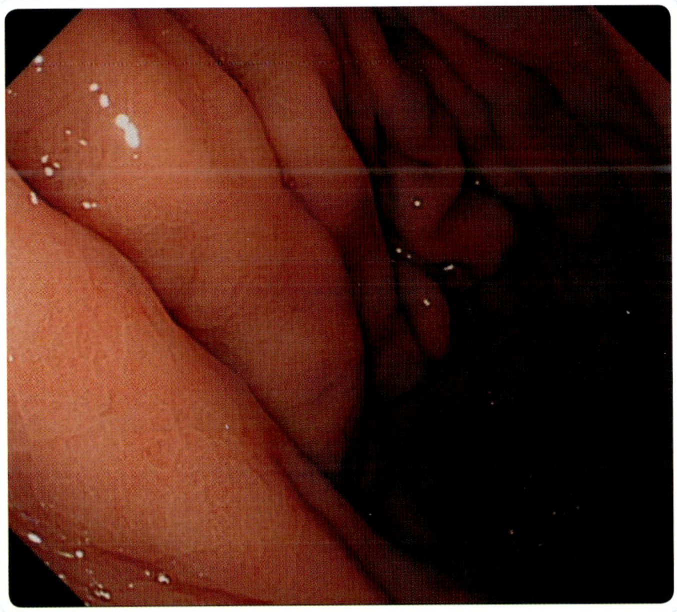

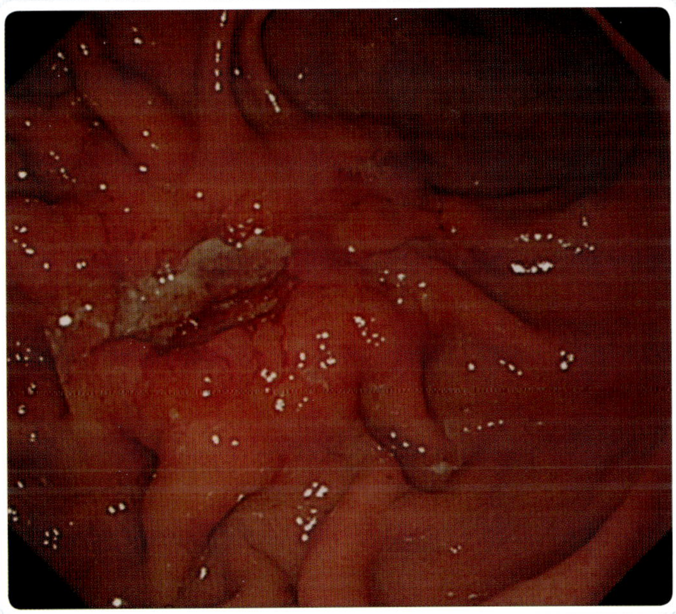

상부 체부에서는 주름비대가 관찰되었으며, 하부 체부에서는 보만 3형 (Borrmann type 3) 진행성 위암으로 추정되는 병변이 보였다. 조직검사한 결과, *H. pylori* 감염과 점액성 선암 (mucinous adenocarcinoma)이 진단되었다. *H. pylori* 제균 치료와 위절제술 후, 재발 없이 경과관찰 중이다.

참고문헌

1. Lee SY, Han HS, Cha JM, et al. Endoscopic flushing with pronase improves the quantity and quality of gastric biopsy: a prospective study. Endoscopy 2014;46:747-753.
2. Nishibayashi H, Kanayama S, Kiyohara T, et al. *Helicobacter pylori*-induced enlarged-fold gastritis is associated with increased mutagenicity of gastric juice, increased oxidative DNA damage, and an increased risk of gastric carcinoma. J Gastroenterol Hepatol 2003;18:1384-1391.
3. Watanabe M, Kato J, Inoue I, et al. Development of gastric cancer in nonatrophic stomach with highly active inflammation identified by serum levels of pepsinogen and *Helicobacter pylori* antibody together with endoscopic rugal hyperplastic gastritis. Int J Cancer 2012;131:2632-2642.

연습문제 2-2

다음 중 급성 활동성 *H. pylori* 감염이 있을 것으로 추정되는 내시경소견을 모두 고르시오.

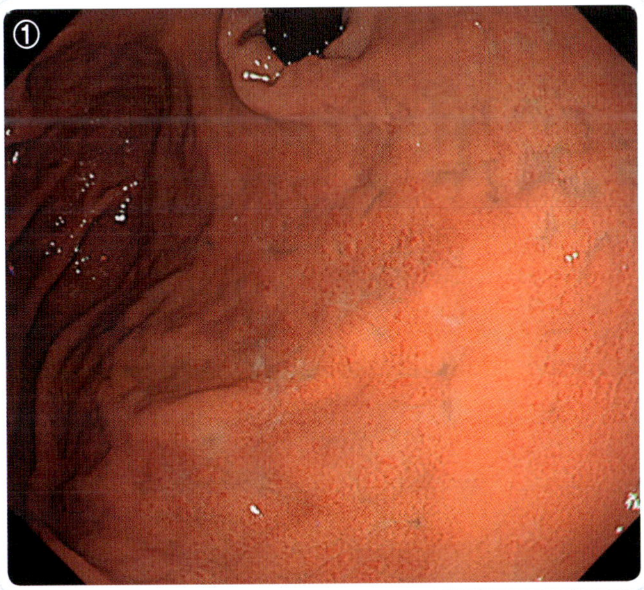

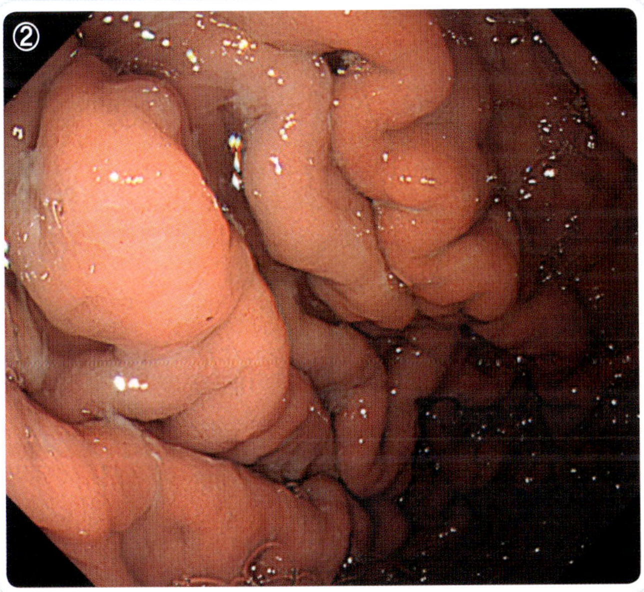

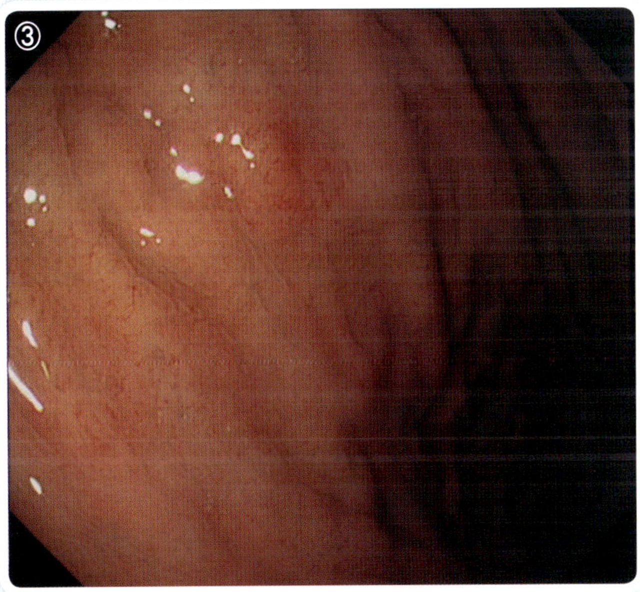

해답 ①, ②, ③

해설 ①번은 급성 활동성 감염 시 관찰되는 광범위한 발적과 점상출혈이다. ②번은 비후성 위염이며, ③번은 장상피화생 변화가 있는 점상출혈과 광범위한 발적이 동반된 소견으로, 활동성 감염을 시사한다.

2-3 결절성 위염

요점 정리

- 전정부의 위점막이 닭살처럼 보이면 결절성 위염이라고 진단할 수 있다.
- 제균 치료하면 수개월에 걸쳐서 사라지나, *H. pylori* 감염이 지속되면 만성 위염으로 진행한다. 일부는 미만형 위암으로 진행한다.
- 드물게 콜라겐성 위염이나 *Helicobacter suis* 감염으로 인해서 발생하는 결절성 위염도 있다.

위내시경 검사 시 전정부가 닭살 모양으로 보이면 결절성 위염 (nodular gastritis)이라고 진단한다. 결절성 위염의 가장 흔한 원인은 *H. pylori* 감염이다. 위축이 없는 위점막일수록 상피하 림프 여포 (lymphoid follicle)와 림프 혈장계 세포의 응집 (lymphoplasma cell aggregate)이 뚜렷하게 관찰되기에, 결절성 위염은 젊을수록 흔하다. 콜라겐성 위염 (collagenous gastritis)도 *H. pylori* 감염성 결절성 위염처럼 보일 수 있으므로, 조직검사로 콜라겐성 위염으로 인한 가성 용종 (pseudopolyp)인지 감별해야 한다.

H. pylori 감염으로 인한 결절성 위염 환자를 제균 치료하면 결절이 사라지지만, *H. pylori* 감염이 지속될 경우에는 미만형 위암이 발생할 위험성이 64.2배 높다. *Helicobacter suis* 감염으로 인해서 발생하는 결절성 위염도 위암이나 말트림프종을 유발할 수 있으므로, 제균 치료해야 한다.

그림 2-3-1

작은 과립형 (small-granular type) 결절성 위염과
큰 결절형 (large-nodular type) 결절성 위염

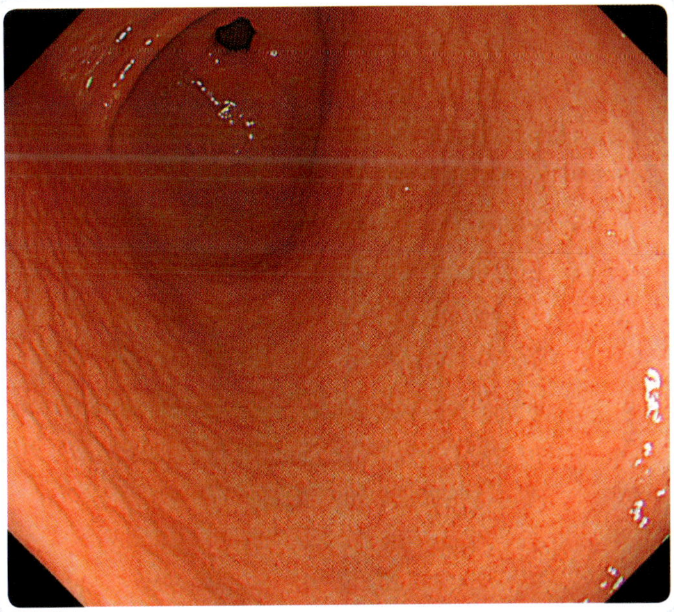

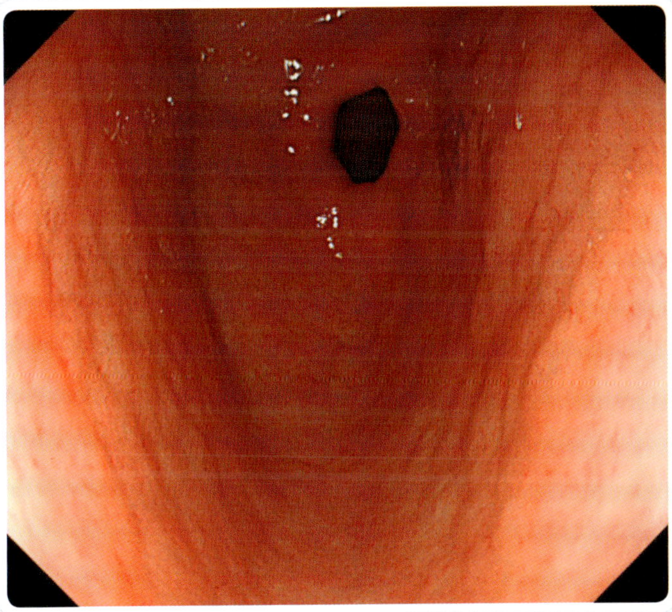

림프 여포가 점막 고유층 (lamina propria)의 상부에 몰려 있으면 1~2 mm의 작은 과립형으로 보이며, 점막 고유층의 하부에 몰려 있으면 3~4 mm의 큰 결절형으로 보인다.

그림 2-3-2

결절성 위염이 위각을 넘어서 체부로 진행하는 소견

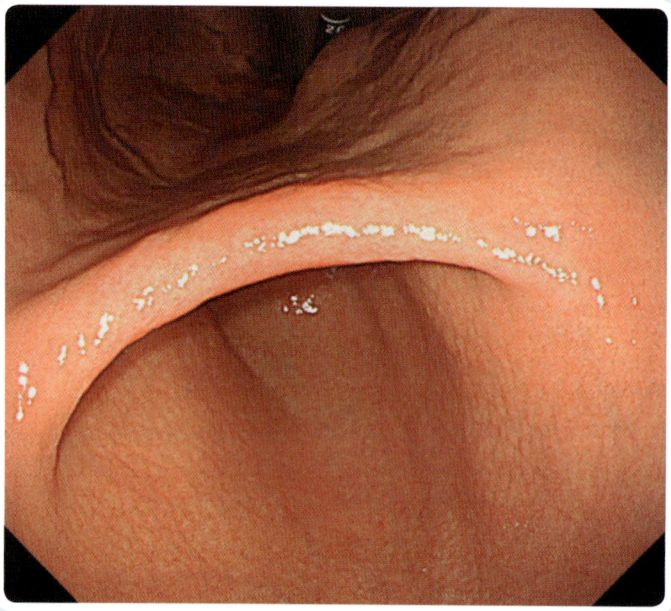

H. pylori 감염이 지속될 경우, 결절성 위염은 위각과 체부의 소만측을 거쳐 위 전체로 퍼진다. 체부로 진행할수록 결절들은 납작해지면서 커진다.

그림 2-3-3

소금 후추가루 (salt-and-pepper) 모양으로 변해가는 작은 과립형 결절성 위염

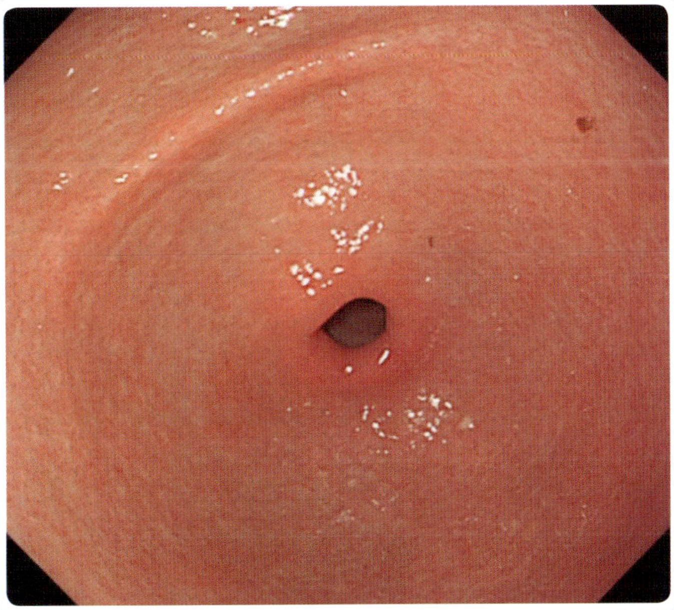

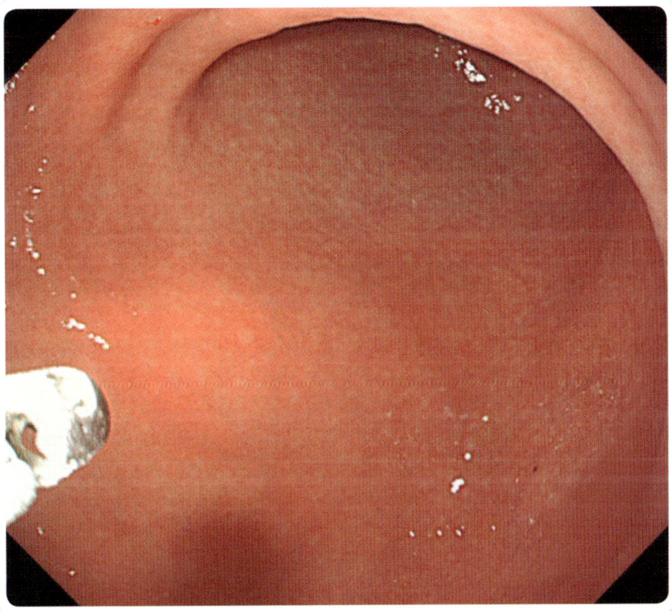

H. pylori 감염이 지속되면 작은 결절들은 납작해지면서 희끗희끗한 소금 후추가루 양상으로 변해간다. 흰 부분들이 뭉치면 점막하 혈관상이 투영되는 위축성 위염으로 보이기 시작한다.

그림 2-3-4

큰 결절형 결절성 위염이 전정부에서 체부로 진행하는 소견

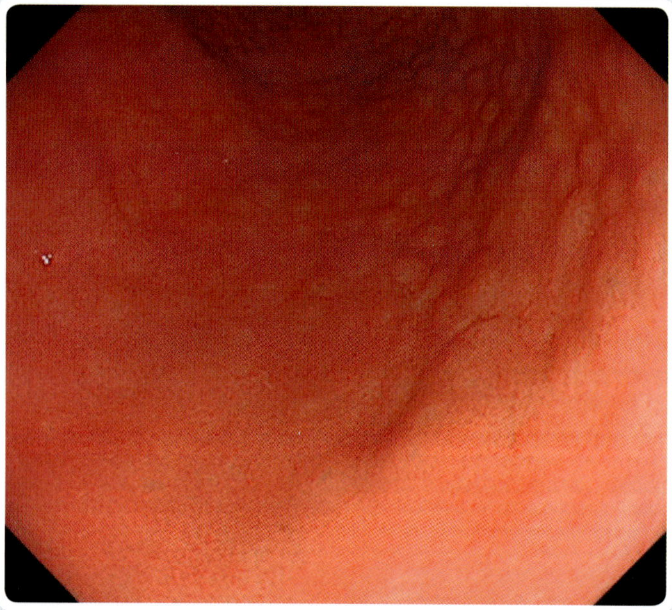

H. pylori 감염이 지속되면 큰 결절들은 크기가 불규칙해지면서 체부로 진행한다. 결절들은 점차 커지면서 불규칙한 모양의 화생성 위염으로 변해간다. 이 단계에서 조직검사를 하면 림프 여포와 장상피화생이 동시에 관찰된다.

참고문헌

1. Chen MJ, Wang TE, Chang WH, et al. Nodular gastritis: an endoscopic indicator of *Helicobacter pylori* infection. Dig Dis Sci 2007;52:2662-2666.
2. Choi HJ, Lee SY, Lee JH, et al. Two atypical cases of nodular gastritis: a poorly differentiated gastric adenocarcinoma and a pseudo-low grade gastric MALT lymphoma. Gastroenterol Res 2010;3:41-45.
3. Hayashi S, Imamura J, Kimura K, et al. Endoscopic features of lymphoid follicles in *Helicobacter pylori*-associated chronic gastritis. Dig Endosc 2015;27:53-60.
4. Kamada T, Tanaka A, YamanakaY, et al. Nodular gastritis with *Helicobacter pylori* infection is strongly associated with diffuse-type gastric cancer in young patients. Dig Endosc 2007;19:180-184.
5. Kim JW, Lee SY, Kim JH, et al. Nodule regression in adults with nodular gastritis. Gastroenterology Res 2015;8:296-302.
6. Kim YJ, Lee SY, Lee SP, et al. Identification of nodular gastritis among patients diagnosed with lymphofollicular gastritis on gastric biopsied specimen. Korean J Gastroenterol 2018;71:143-152.
7. Nakashima R, Nagata N, Watanabe K, et al. Histological features of nodular gastritis and its endoscopic classification. J Dig Dis 2011;12:436-442.
8. Nishikawa I, Kato J, Terasoma S, et al. Nodular gastritis in association with gastric cancer development before and after *Helicobacter pylori* eradication. JGH Open 2018;2:80-86.
9. Okamura T, Sakai Y, Hoshino H, et al. Superficially located enlarged lymphoid follicles characterise nodular gastritis. Pathology 2015;47:38-44.
10. Øverby A, Yamagata Murayama S, et al. In the aftermath of *Helicobacter pylori*: other *Helicobacters* rising up to become the next gastric epidemic? Digestion 2016;93:260-265.

연습문제 2-3

미만형 위암으로 진행할 위험성이 높은 전정부 소견은?

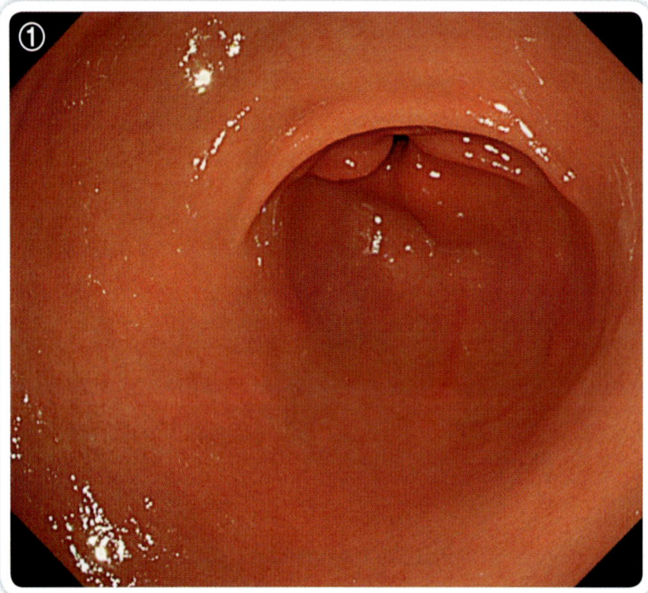

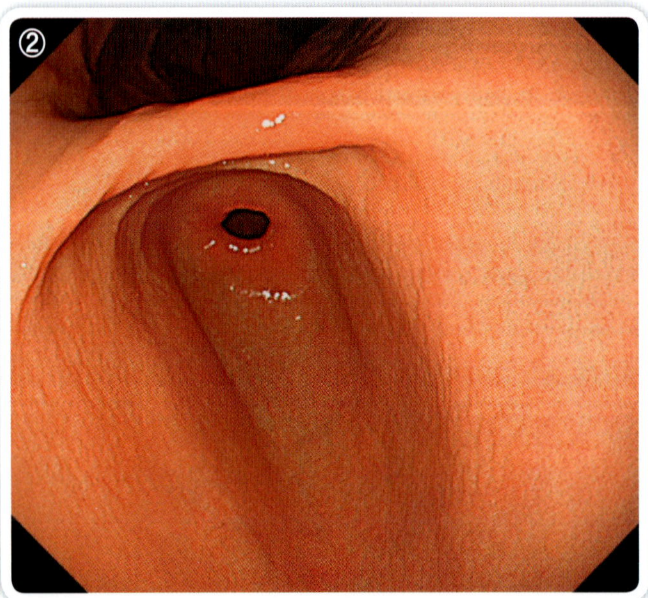

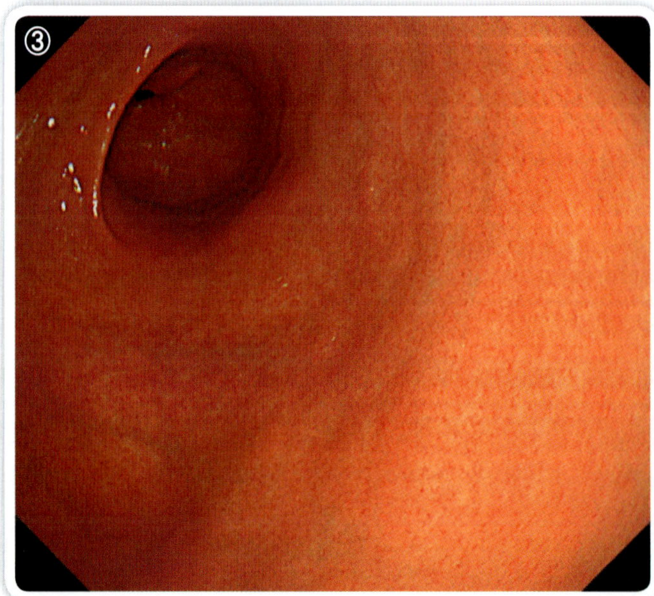

해답 ②

해설 ①번은 미감염자에서 흔한 선상 발적이며, ③번은 균일한 혈관상이다. ②번은 활동성 감염 시 관찰되는 결절성 위염으로, 미만형 위암의 발생 위험성이 높다.

2-4 위축성 위염

요점 정리

- 점막하층의 혈관상이 투영되면 위축성 위염이라고 진단한다.
- 위축성 변화는 전정부에서 시작하여 위각과 체부의 소만측부터 침범한다.
- 위축의 경계선이 올라갈수록 위산 분비능이 감소하며, 장형 위암의 위험성이 증가한다.

위점막이 얇아지면서 점막 아래의 혈관상이 투영되는 만성 위염 소견을 만성 위축성 위염 (chronic atrophic gastritis)이라고 한다. 전정부에 국한된 위축성 위염은 *H. pylori* 감염 없이도 나타날 수 있는 노화 현상으로, 고령일수록 흔하다. 정상 점막과의 경계선을 위축 경계선 (atrophic border)이라고 하며, 경계선이 점차 체부로 이동하면 장형 위암의 발생률이 높아진다.

그림 2-4-1

개방형 위축성 위염과 폐쇄형 위축성 위염

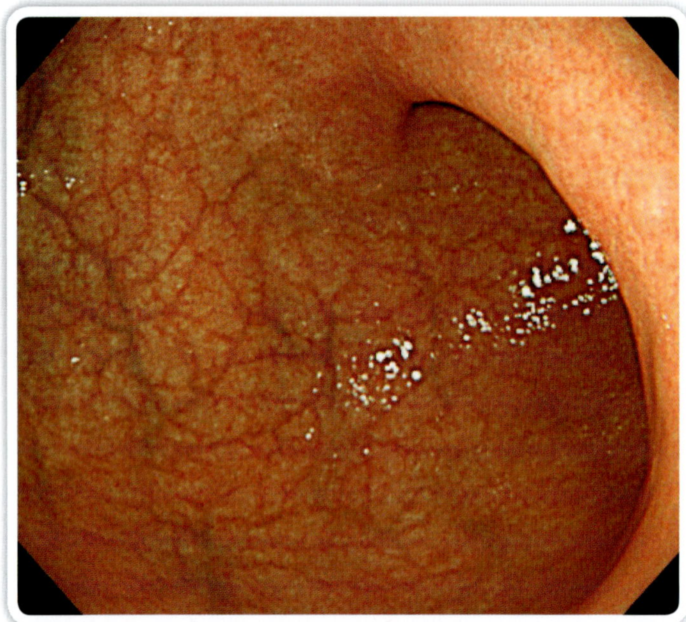

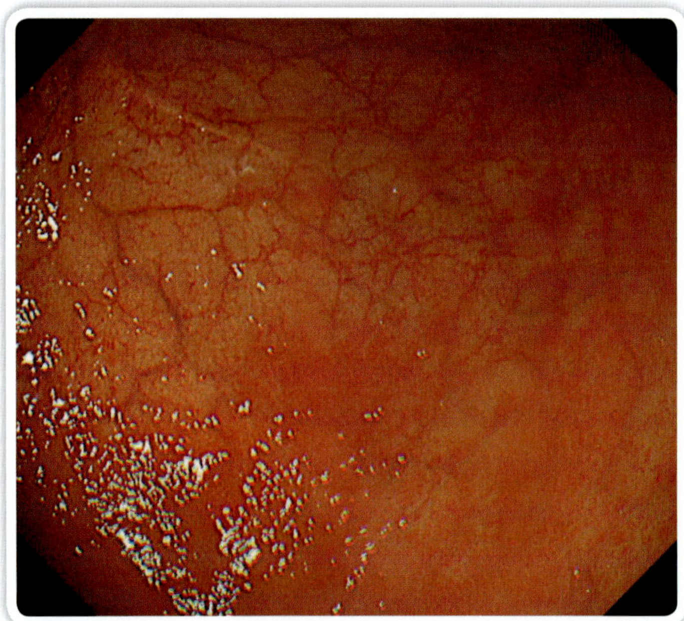

투영되는 점막하 혈관상과 정상 점막의 경계선이 관찰되지 않으면 개방형 위축성 위염 (open-type atrophic gastritis)으로 진단한다. 아래 사진처럼 위축 경계선이 관찰되면 폐쇄형 위축성 위염 (closed-type atrophic gastritis)으로 진단한다.

그림 2-4-2

위축성 위염의 진행 경로

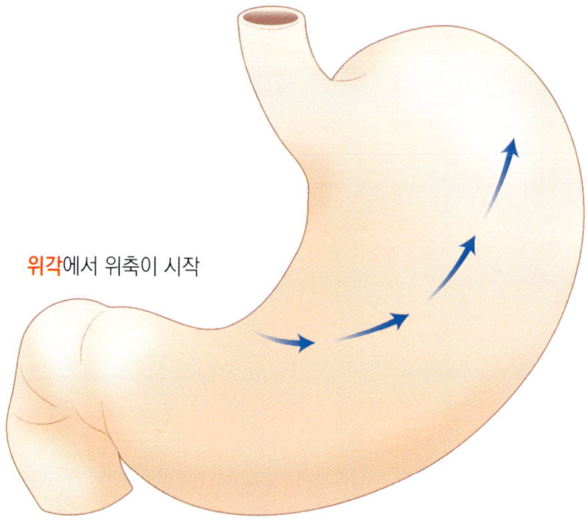

위축성 위염은 전정부에서 시작하여 위각을 지나 체부의 소만측으로 진행한다. 체부의 대만측과 기저부는 위축성 변화가 가장 늦게 퍼지는 부위이다.

서양에서는 위축성 위염의 진행도를 전정부의 소만측과 대만측, 위각, 체부의 소만측과 대만측의 5군데에서 각각 조직검사해서 판단한다. 병리 소견으로 위축의 정도를 0 (없음), 1 (경도), 2 (중등도), 3 (중증)으로 구분한 뒤, 전정부와 위각 조직검사 소견 중 높은 위축 점수를 적용하여 0기에서 4기까지 병기를 나눈다. 이를 operative link for gastritis assessment (OLGA) 분류라고 한다.

표 2-4-1 전정부와 체부에서 조직검사한 소견으로 위축의 정도를 0~3점으로 각각 측정한 뒤, 0~4기로 계산하는 OLGA 분류

전정부와 위각 \ 체부	0점	1점	2점	3점
0점	0	I	II	II
1점	I	I	II	III
2점	II	II	III	IV
3점	III	III	IV	IV

우리나라처럼 위내시경 검사를 자주 하는 곳에서는 매번 5군데 이상 조직검사해서 OLGA 분류를 할 수 없으므로, 위내시경소견으로 위축의 진행도를 판단한다. 위내시경소견으로 위축도 판단하는 일본 분류는 폐쇄형 (closed-type, C1-3)과 개방형 (open-type, O1-3)의 6단계로 지나치게 세분화되어, 일본 밖에서는 거의 사용하지 않는다.

표 2-4-2 위축성 위염의 키무라 다케모토 분류

위축 경계선의 위치	키무라 다케모토 분류	장형 위암 발생률
전정부	폐쇄형 1형 (C1)	0%
체부의 하부	C2	2.2%
체부의 상부	C3	
분문부	개방형 1형 (O1)	4.4%
기저부	O2	
없음 (위 전체가 위축성 위염)	O3	10.3%

C, closed-type; O, open-type

그림 2-4-3

위축의 경계선이 없는 개방형 3형 (open-type 3)의 위축성 위염

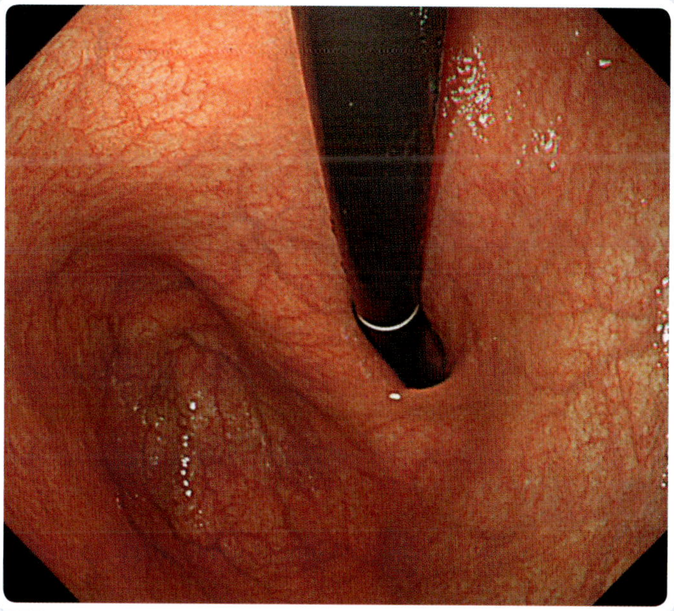

위 전체에서 위축성 변화를 보이는 소견으로, 위축 경계선이 보이지 않는다. 이와 같은 개방형 3형에서 장형 위암이 발생할 위험성이 가장 높다.

그림 2-4-4

위축의 경계선이 체부에서 관찰되는 폐쇄형 3형 (closed-type 3)의 위축성 위염

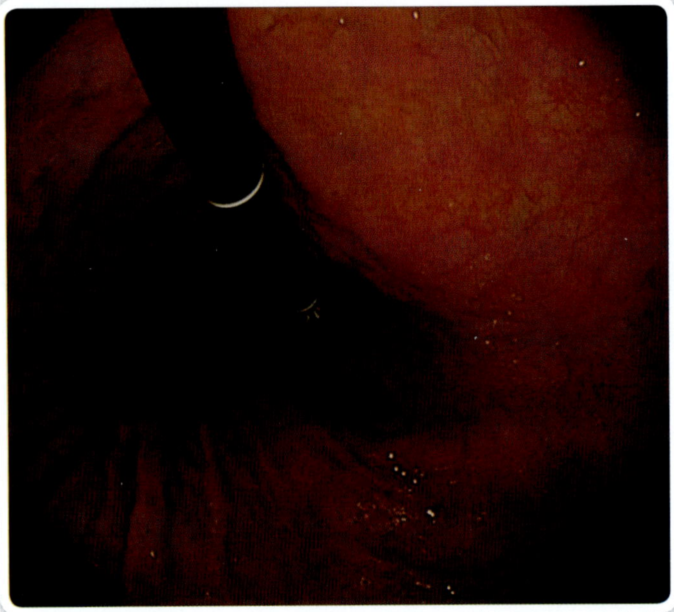

위축의 경계선이 위각을 넘어 체부에서 관찰되면 폐쇄형 2형으로 분류하고, 체부의 상부에서 관찰되면 폐쇄형 3형으로 분류할 수 있다. 위각을 넘은 위축성 위염부터 장형 위암으로 진행할 가능성이 높아진다.

그림 2-4-5

전정부에 국한된 폐쇄형 1형 (closed-type 1)의 위축성 위염

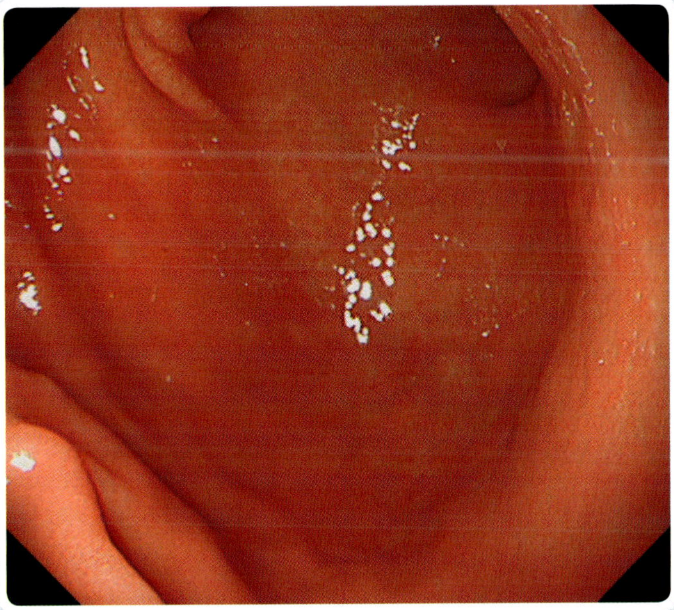

전정부의 원위부에서는 얇고 흰 위축성 변화가 관찰되는 반면, 근위부에서는 정상적인 붉은색의 위점막이 관찰된다. 전정부에 국한된 위축성 위염은 *H. pylori* 감염력이 없는 고령자에서도 노화 현상으로 관찰될 수 있으며, 암으로 진행되지 않는다.

참고문헌

1. Ahn SY, Lee SY, Hong SN, et al. Endoscopic diagnosis of open-type atrophic gastritis is related to the histological diagnosis of intestinal metaplasia and Cdx2 expression. Dig Dis Sci 2011;56:1119-1126.
2. Isajevs S, Liepniece-Karele I, Svirina D, et al. Different pattern of inflammatory and atrophic changes in the gastric mucosa of the greater and lesser curvature. J Gastrointestin Liver Dis 2015;24:429-434.
3. Kimura K, Takemoto T. An endoscopic recognition of the atrophic border and its significance in chronic gastritis. Endoscopy 1969;1:87-97.
4. Lee SY. Endoscopic gastritis: what does it mean? Dig Dis Sci 2011;56:2209-2211.
5. Nomura S, Terao S, Adachi K, et al.; Research Group for Establishment of Endoscopic Diagnosis of Chronic Gastritis. Endoscopic diagnosis of gastric mucosal activity and inflammation. Dig Endosc 2013;25:136-146.
6. Okamura T, Iwaya Y, Kitahara K, et al. Accuracy of endoscopic diagnosis for mild atrophic gastritis infected with *Helicobacter pylori*. Clin Endosc 2018;51:362-367.
7. Rugge M, Correa P, Di Mario F, et al. OLGA staging for gastritis: a tutorial. Dig Liv Dis 2008;40:650-658.
8. Rugge M, Meggio A, Pravadelli C, et al. Gastritis staging in the endoscopic follow-up for the secondary prevention of gastric cancer: a 5-year prospective study of 1755 patients. Gut 2019;68:11-17.
9. Song JH, Kim SG, Jin EH, Lim JH, et al. Risk factors for gastric tumorigenesis in underlying gastric mucosal atrophy. Gut Liver 2017;11:612-619.
10. Yang JH, Lee SY, Hong SN, et al. Changing trends of serum pepsinogen I/II ratio according to the degree of chronic atrophic gastritis on upper gastrointestinal endoscopic finding. Korean J Helicobacter Up Gastrointest Res 2012;12:96-102.

연습문제 2-4

다음 위축성 위염 중 장형 위암의 위험성이 가장 높은 것은?

①

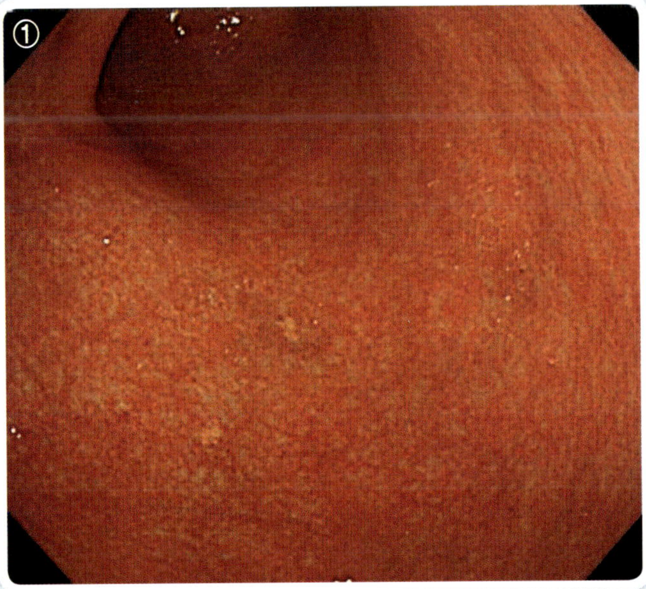

②

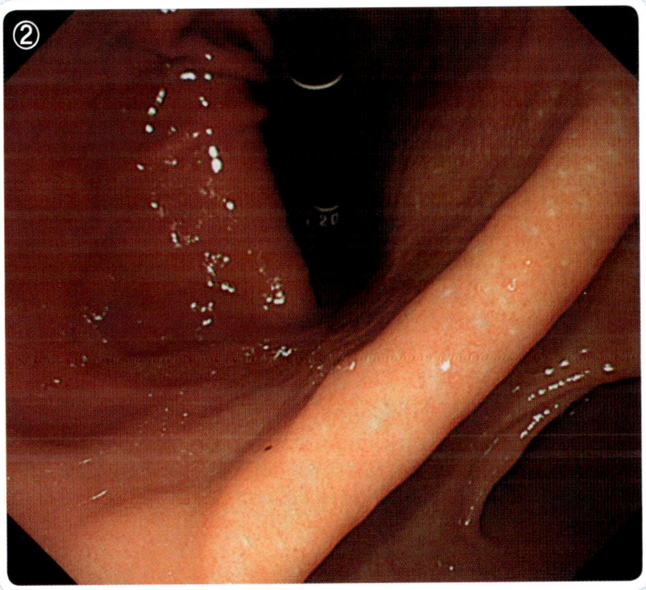

③

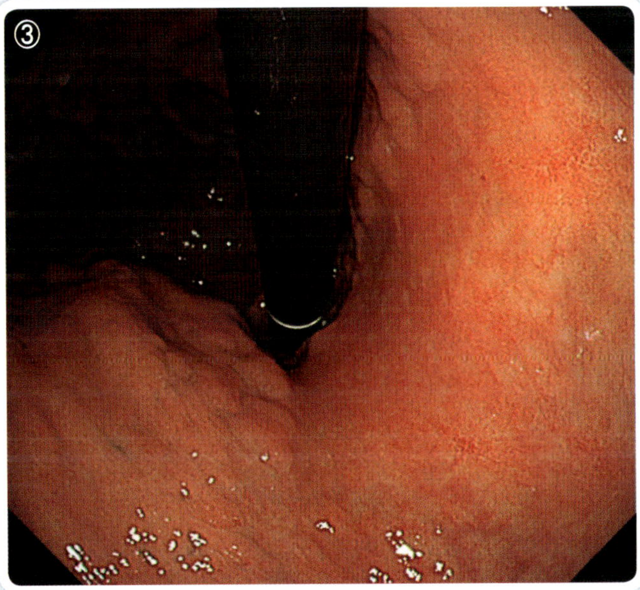

해답 ③

해설 위축성 변화가 전정부에서 체부로 높이 올라갈수록 장형 위암의 발생률이 상승한다. ①번은 *H. pylori* 감염 없이도 관찰될 수 있는 전정부에 국한된 폐쇄형 위축성 위염으로, 위암 발생의 위험성이 높지 않다.

2-5 화생성 위염

요점 정리

- 화생성 위염은 장상피화생의 내시경 진단명으로, 불규칙한 납작한 흰색 융기, 울퉁불퉁한 융모형 변화, 지도상 발적 등의 다양한 형태로 관찰된다.
- 화생성 위염은 위축성 위염이나 황색종과 함께 진단되는 경우가 흔하며, 모두 장형 위암의 발생 위험성이 높은 만성 위염 소견이다.
- 화생성 및 위축성 위염이 있는 *H. pylori* 감염자도 제균 치료를 하면, 극히 일부를 제외하고는 위암 발생률이 감소한다.

화생성 위염은 *H. pylori* 감염으로 인해 발생한 만성 위염 소견으로, 위축성 위염과 함께 공존하는 경우가 흔하다. 내시경 검사 시 불규칙하고 울퉁불퉁한 흰색 융기, 얼룩성 발적 (patchy redness, erythema, hyperemia), 지도상 발적 (map-like redness), 융모상 변화 (villous change) 등으로 다양하게 관찰된다. 화생성 위염이 제균 치료 후에도 관찰되는 경우가 있는데, 위 소견들 중에서 지도상 발적만 과거 감염자에서 흔하며 나머지 소견은 만성 감염자에서 더 흔하다. 하지만 화생성 위염이나 위축성 위염이 있는 만성 감염자도 제균 치료를 하면 위암의 발생률이 유의하게 낮아지므로 치료해야 한다.

화생성 위염은 조직검사를 하면 장상피화생 (intestinal metaplasia)으로 진단되며, 1형인 완전형 (complete type), 2형인 불완전 소장형 (small-intestinal, incomplete type), 3형인 불완전 대장형 (large-intestinal, incomplete type)으로 나뉜다. 3형에서 장상피화생이 장형 위암으로 진행할 가능성이 가장 높지만, 한 사람의 위 안에서도 서로 다른 아형이 뒤섞여 있기에 2~3 mm에 불과한 조직검사검체로 위 전체의 상태를 섣불리 판단할 수 없다. 즉, 조직검사한 검체에서 3형이 나와도 다른 위치에서는 1형이나 2형이 대부분을 차지하는 경우도 흔하기에 섣불리 비가역적인 위라고 정의하고 제균 치료를 포기하면 안 된다.

그림 2-5-1

화생성 위염의 내시경소견

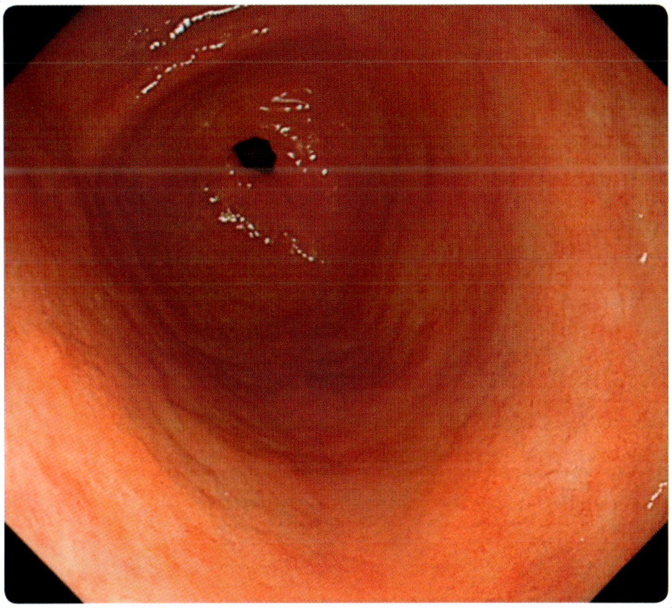

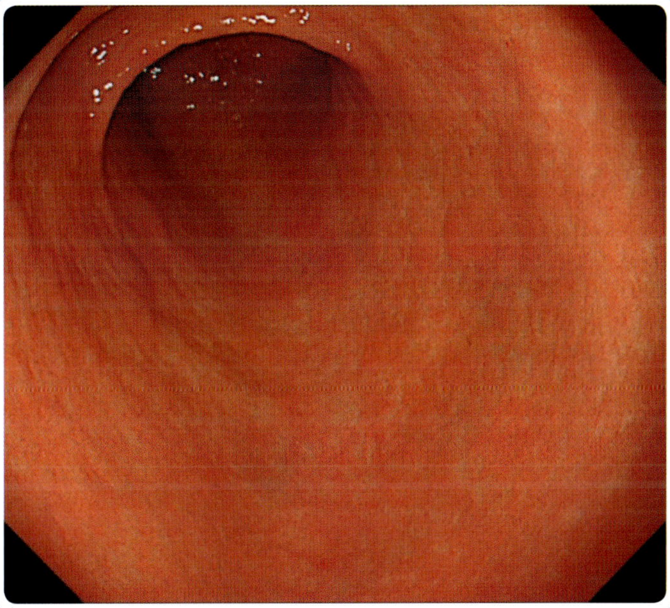

장상피화생은 불규칙하고 납작한 흰색 융기로 관찰되는 경우가 흔하며 위내시경 검사 시, 이를 화생성 위염으로 진단한다. 교토 분류에서는 이를 얼룩성 발적 (patchy redness, erythema, hyperemia)으로 진단한다.

그림 2-5-2

흰색 융기를 동반한 화생성 위염의 내시경소견

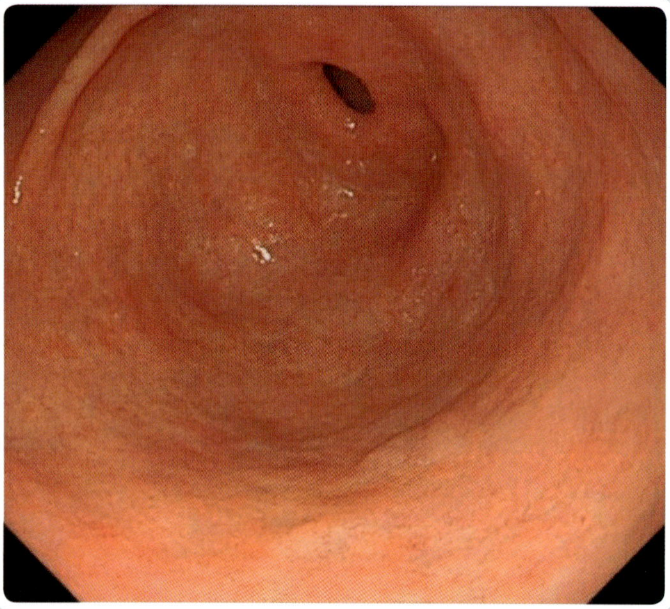

납작한 흰색 융기는 장상피화생을 시사하는 전형적인 내시경소견으로, 처음에는 전정부에서만 관찰되다가 위각을 넘어 체부로 진행한다.

서양에서는 전정부와 체부에서 조직검사를 각각 시행하여 진단하는 Operative Link for Gastric Intestinal Metaplasia Assessment (OLGIM)로 화생성 위염의 진행 정도를 측정한다. 계산법은 앞장의 OLGA 표와 같으며, 측정지수가 위축이 아닌 장상피화생이라는 점만 다르다. 그러나 우리나라처럼 만성 위염이 흔한 곳에서는 같은 위 안에도 수십 개 혹은 수백 개의 서로 다른 단계의 위암화 과정이 진행되기에 OLGIM에 의존하는 것보다 위내시경소견으로 화생성 위염의 진행도를 판단하는 것이 현명하다.

그림 2-5-3

체부의 소만측에서 정상 점막과의 경계선이 보이는 화생성 위염

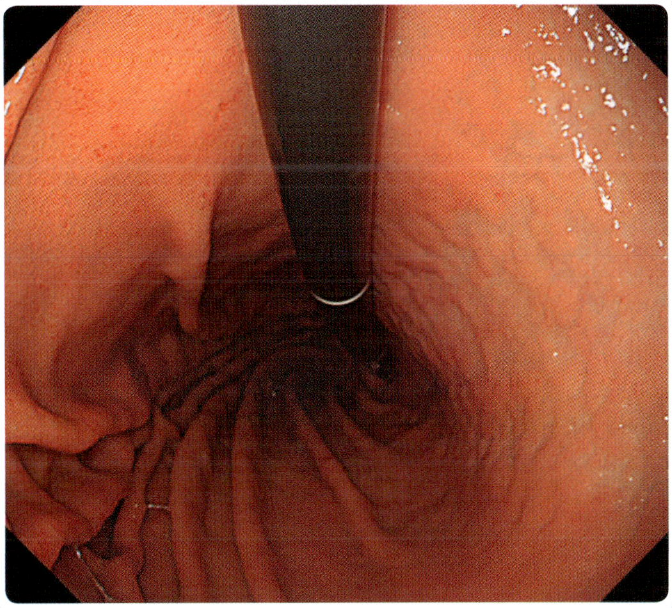

화생성 변화는 위축성 변화와 공존하는 경우가 많아서, 위축성 위염과 같은 경로로 진행한다. 전정부에서 시작되어 위각과 체부의 소만측으로 진행한다.

그림 2-5-4

만성 감염으로 인해 분문부까지 화생성 위염이 관찰되는 경우

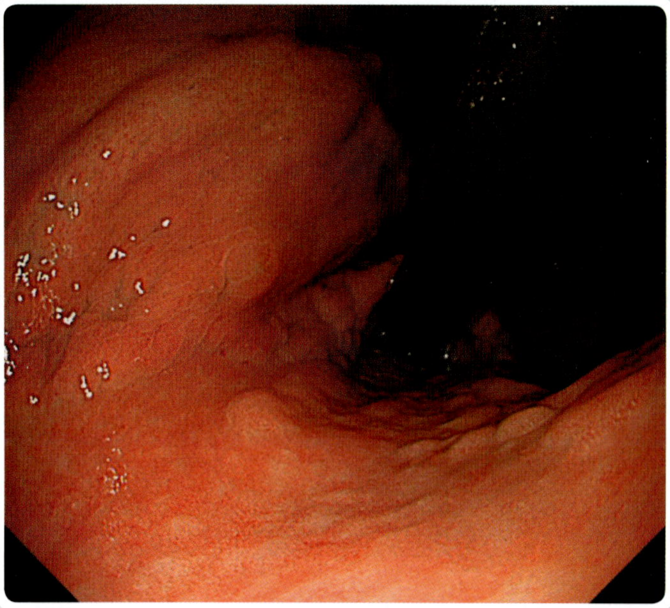

분문부에서도 흰색 융기가 관찰되며, 함몰된 발적이 흰색 융기 사이에서 관찰된다. 만성 감염으로 인해 장상피화생 변화가 위축성 위염의 개방형 3형 (open-type 3)처럼 분문부나 기저부까지 침범하면 장형 위암의 위험성은 상승하고 위산분비능은 감소한다.

참고문헌

1. Capelle LG, de Vries AC, Haringsma J, et al. The staging of gastritis with the OLGA system by using intestinal metaplasia as an accurate alternative for atrophic gastritis. Gastrointest Endosc 2010;71:1150-1158.

2. Fukuta N, Ida K, Kato T, et al. Endoscopic diagnosis of gastric intestinal metaplasia: a prospective multicenter study. Dig Endosc 2013;25:526-534.

3. Hwang YJ, Kim N, Lee HS, et al. Reversibility of atrophic gastritis and intestinal metaplasia after *Helicobacter pylori* eradication - a prospective study for up to 10 years. Aliment Pharmacol Ther 2018;47:380-390.

4. Ito M, Haruma K, Kamada T, et al. *Helicobacter pylori* eradication therapy improves atrophic gastritis and intestinal metaplasia: a 5-year prospective study of patients with atrophic gastritis. Aliment Pharmacol Ther 2002;16:1449-1456.

5. Lee SY. Future candidates for indications of *Helicobacter pylori* eradication-do the indications need to be revised? J Gastroenterol Hepatol 2012;27:200-211.

6. Toyokawa T, Suwaki K, Miyake Y, et al. Eradication of *Helicobacter pylori* infection improved gastric mucosal atrophy and prevented progression of intestinal metaplasia, especially in the elderly population: a long-term prospective cohort study. J Gastroenterol Hepatol 2010;25:544-547.

7. Woo Y, Behrendt CE, Trapp G, et al. Screening endoscopy finds high prevalence of *Helicobacter pylori* and intestinal metaplasia in Korean American with limited access to health care. J Surg Oncol 2017;116:172-176.

연습문제 2-5

다음은 분문부를 촬영한 사진이다. 장형 위암이 발생할 위험성이 높은 위내시경소견 2개를 고르시오.

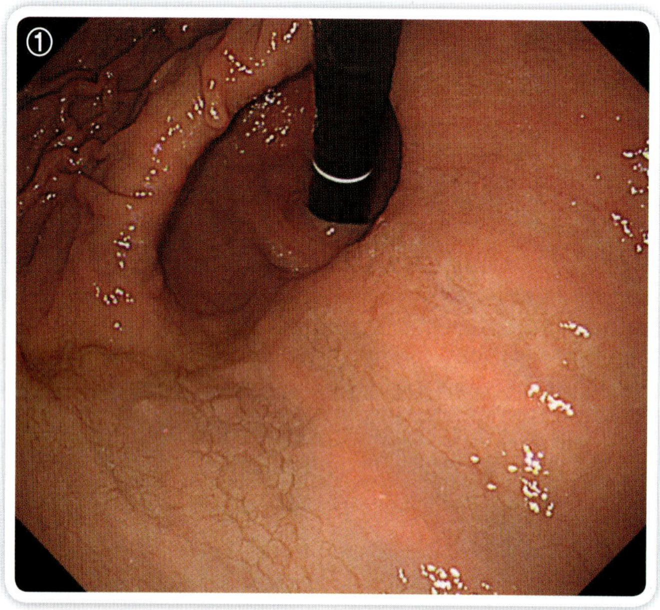

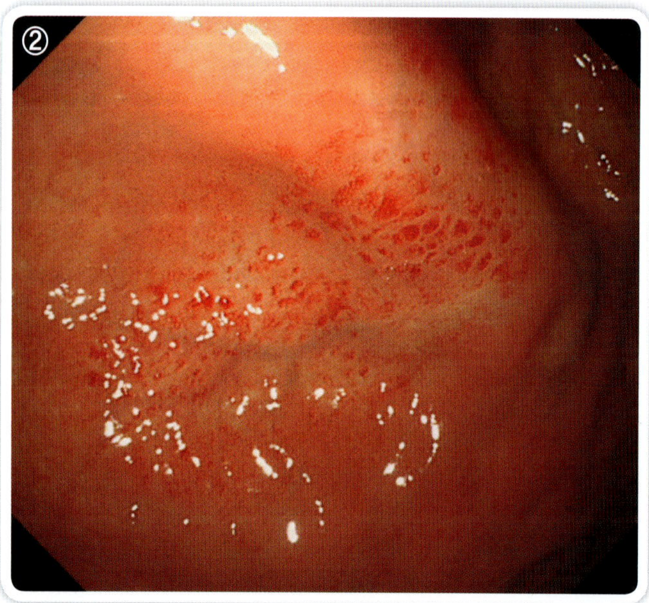

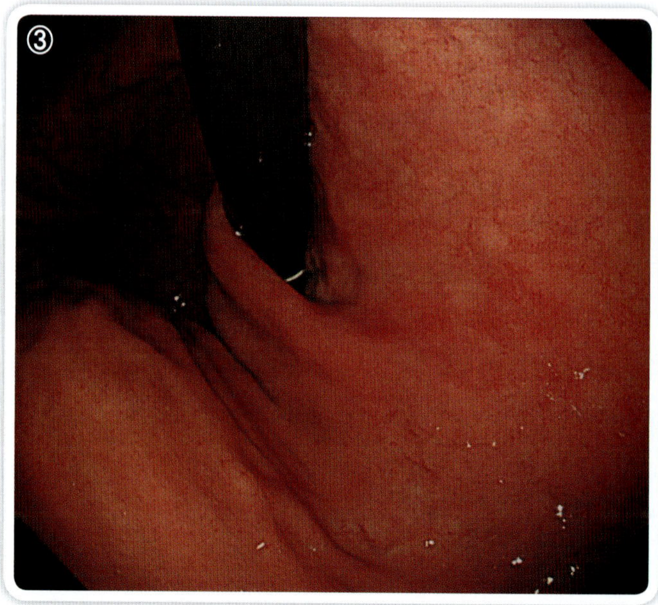

해답 ①, ③

해설 ①번은 화생성 위염, ②번은 광범위한 발적, ③번은 위축성 위염과 동반된 화생성 위염 소견이다. ①번과 ③번은 만성 위염으로 인해 장형 위암의 위험성이 상승하고, ②번은 급성 활동성 감염으로 미만형 위암이나 말트림프종의 위험성이 상승한다. ①번에서 관찰되는 식도열공은 역류성 식도염의 위험성을 높이지만, 장형 위암이나 만성 위염과는 무관하다.

2-6 선종

요점 정리

- 선종은 선암으로 진행할 수 있는, 장형 위암의 전암성 병변이다.
- 우리나라에서는 신종으로 진단되는 증례들이 일본에서는 조기 위암으로 진단된다.
- 내시경 조직검사로 진단된 선종 중 일부는 내시경적 절제술 후에 조기 위암으로 확진된다.

H. pylori 감염이 위에서 유발할 수 있는 악성종양은 선암 (adenocarcinoma)과 원발성 저위도 위 말트림프종 [primary low-grade, gastric mucosa-associated lymphoid tissue (MALT) lymphoma]이다. 선종은 선암으로 진행하기 전 단계의 전암성 병변으로, 위축성 및 화생성 변화가 심할수록 장형 위암이 발생할 가능성이 높다.

그림 2-6-1

H. pylori 감염으로 인한 급성 위염과 만성 위염의 차이

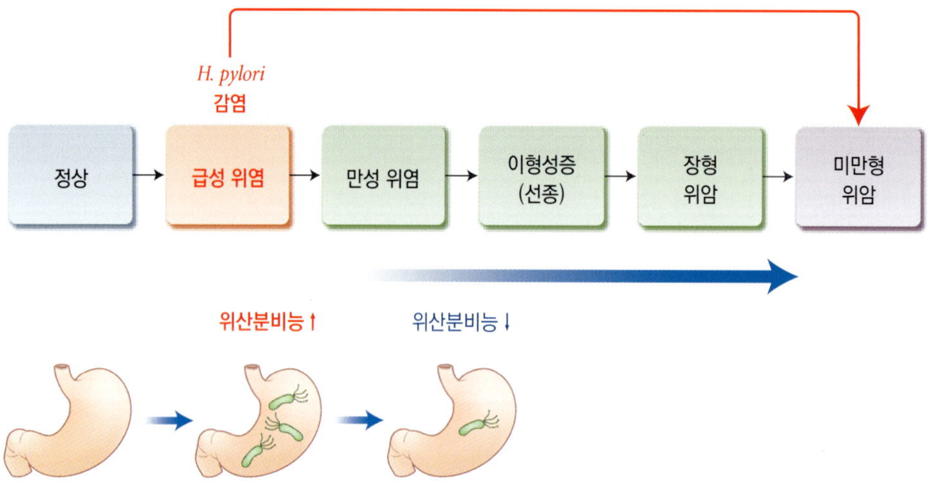

급성 활동성 감염 시에는 위산분비능이 상승하고 체부 위염이 흔하지만, 만성 위염인 위축성 위염과 화생성 위염으로 진행하면 전정부 위염이 심해져서 *H. pylori*는 체부로 이동한다. 만성 위염은 선종을 거쳐서 장형 위암으로 진행하지만, 급성 위염은 긴 위암화 과정 없이 바로 미만형 위암으로 진행한다. 따라서 급성 위염이 흔한 젊은 연령대에서 위암이 발생하면, 고령의 만성 감염자에서 발생한 위암보다 예후가 불량하다.

그림 2-6-2

무증상 *H. pylori* 감염자에서 우연히 진단된 선종

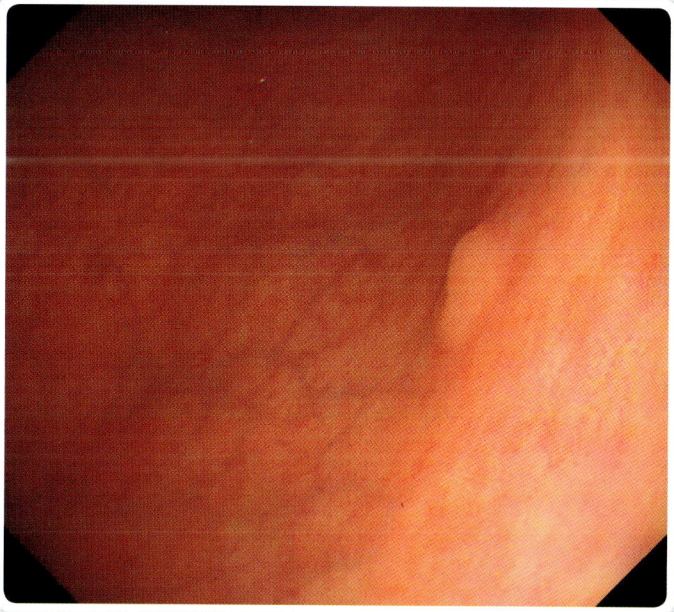

정기적인 위암 검진 내시경 검사를 하던 중 전정부의 근위부에서 선종이 진단되었다. 선종은 주로 탈색된 옅은 색으로 관찰된다.

고도의 이형성증 (high-grade dysplasia)을 보이는 선종은 점막근층을 침범하지 않은 점막내암과 구별하기가 어렵다. 특히 Viennna 분류 중 카테고리 4.1 (non-invasive high-grade adenoma/dysplasia), 카테고리 4.2 (non-invasive carcinoma = carcinoma in situ), 카테고리 4.3 (suspicion of invasive carcinoma), 카테고리 5.1 (intramucosal carcinoma)에 속하는 병변들은 내시경소견만으로 구별되지 않는다.

우리나라에서는 서양의 병리진단기준에 맞추어, 암세포가 점막근판 (lamina propria)을 침범한 경우에만 암으로 진단한다. 그러나 일본에서는 점막근판 침범 여부가 아닌 핵의 모양으로 암을 진단한다. 따라서 우리나라에서 선종으로 진단된 증례들이 일본에서는 조기위암으로 진단된다. 즉, 일본에서 진단된 조기위암 중 30~40%는 우리나라에서는 선종으로 진단된다. 이 차이를 이해하면 일본의 조기위암 치료 지침서만 믿고, 부분 위절제술을 해야 하는 증례들을 내시경으로 절제하는 오류를 피할 수 있다.

표 2-6-1 한국과 일본의 조기위암 진단에 대한 차이

	한국	일본
이형성증 (선종)	비침습적인 저도 (low grade)나 고도 (high grade)의 상피내 종양세포 증식으로, 진단 빈도가 높음	세포 비정형 (atypia)에 가까운 양성 (benign) 소견으로, 진단 빈도가 매우 낮음
위암	이형성 세포 (dysplastic cell)가 점막근판 (lamina propria)을 침범한 경우만 암으로 진단	점막근판을 침범하지 않아도 핵이나 선 (gland)에서 심한 이형성 변화가 보이면 암으로 진단
위암 분류	로렌 (Lauren) 분류에 따라 장형, 혼합형, 미만형 위암으로 분류	일본특유의 병리기준으로 분화형 (differentiated type)과 미분화형 (undifferentiated type) 위암으로 분류
암의 침윤도	종양 자체의 침범 깊이를 기재	종양이나 미세혈관 (microvascular invasion) 중 더 깊게 침범한 것의 깊이를 기재
혼재암의 진단	종양내 비율이 가장 높은 세포형이 주진단명	종양내 분화도가 가장 나쁜 세포형이 주진단명

참고문헌

1. Choi HS, Lee SY, Kim JH, et al. Combining the serum pepsinogen level and *Helicobacter pylori* antibody test for predicting the histology of gastric neoplasm. J Dig Dis 2014;15:293-298.
2. Choi JM, Kim SG, Kim J, et al. Clinical implications of pre-existing adenoma in endoscopically resected early gastric cancers. PLoS One 2017;12:e0178419.
3. Lee SY. Gastric adenoma with low-grade dysplasia: two countries, two outcomes. Dig Dis Sci 2014;59:235-237.
4. Lee SY, Yoshida N, Dohi O, et al. Differences in prevalence of lymphovascular invasion among early gastric cancers between Korea and Japan. Gut Liver 2017;11:383-391.
5. Ono H, Yao K, Fujishiro M, et al. Guidelines for endoscopic submucosal dissection and endoscopic mucosal resection for early gastric cancer. Dig Endosc 2016;28:3-15.
6. Sekine S, Yoshida H, Jansen M, et al. The Japanese viewpoint on the histopathology of early gastric cancer. Adv Exp Med Biol 2016;908:331-346.
7. Song JH, Kim SG, Jin EH, et al. Risk factors for gastric tumorigenesis in underlying gastric mucosal atrophy. Gut Liver 2017;11:612-619.
8. Yoon SB, Park JM, Lim CH, et al. Incidence of gastric cancer after endoscopic resection of gastric adenoma. Gastrointest Endosc 2016;83:1176-1183.

연습문제 2-6

선종이 발생할 위험성이 높은 위각 사진을 모두 고르시오.

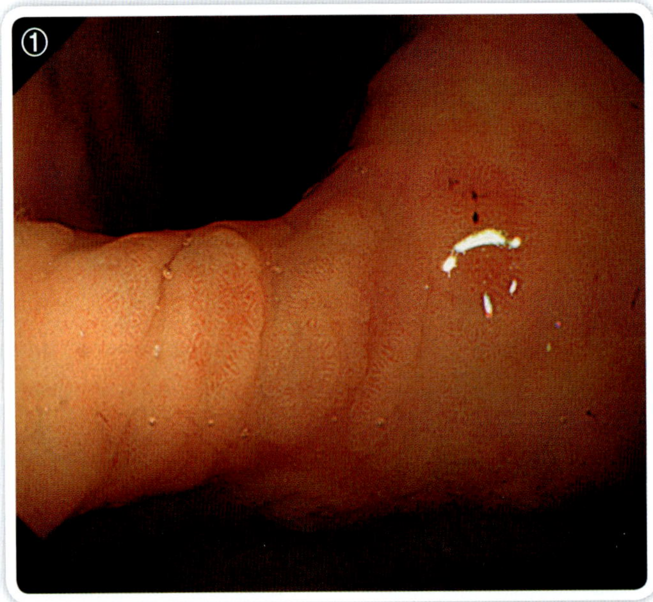

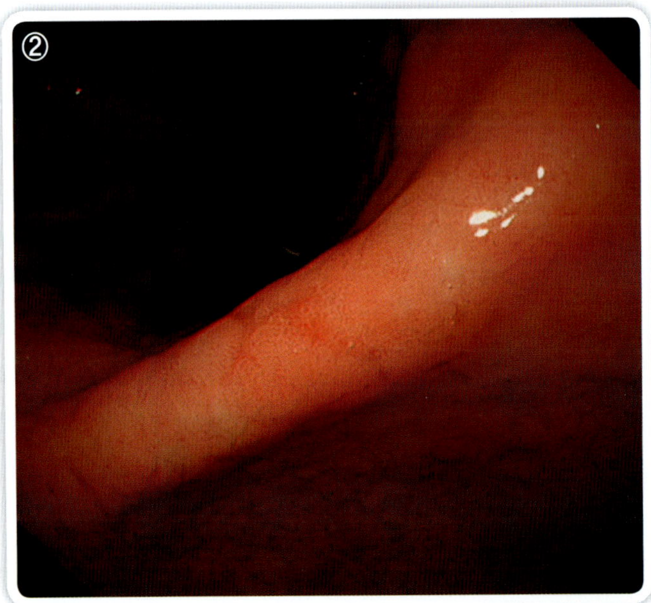

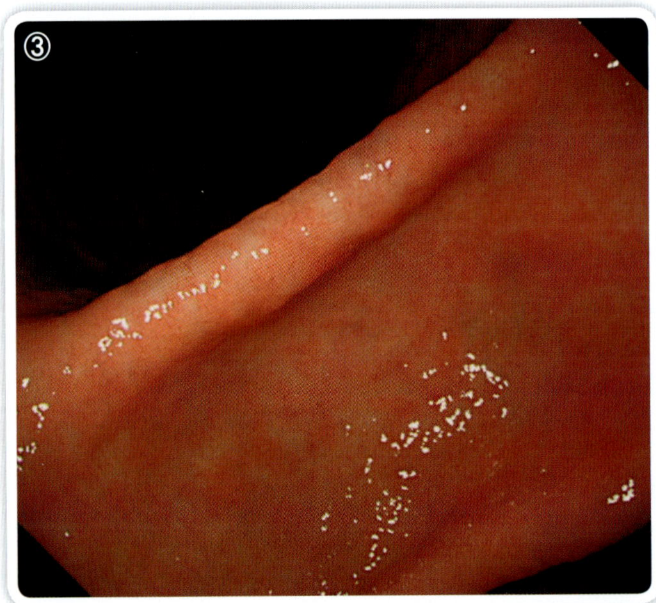

해답 ①, ②, ③

해설 모두 불규칙한 흰색 융기나 지도상 발적이 보이는 장상피화생 소견으로, 선종과 분화도가 좋은 선암 (well-differenctiated adenocarcinoma)의 위험성이 상승한다. 모두 화생성 위염으로 진단할 수 있는 위각 소견이다.

2-7 선암

요점 정리

- 미만형 위암은 만성 위염 없이 발생하는 침습적인 위암으로, 활동성 *H. pylori* 감염으로 인해 발생한다.
- 장형 위암은 장기간에 걸쳐서 서서히 진행하는 위암으로, 만성 감염자나 과거 감염자에서 발생한다.
- 선종이나 선암 조직에서 *H. pylori* 검사를 하면, 위음성으로 보고될 가능성이 높으므로, 비침습적인 *H. pylori* 검사를 병행해야 한다.

장형 위암은 Correa 가설대로 긴 위암화 과정을 따라서 천천히 자란다. 그래서 예후가 좋고 현미부수체 불안전성 (microsatellite instability)이 관찰되기도 한다. 반면에 미만형 위암은 정립된 가설이 없으며, 이에 대한 서양자료는 제한적이다. *H. pylori* 감염율이 낮은 서양에서는 e-cadherin 유전자 변이 등에 의해 미만형 위암이 발생한다고 하지만, 우리나라에서 진단되는 미만형 위암 환자들은 대부분이 젊은 *H. pylori* 감염자들이다. 이들은 만성 위염으로 진행할 틈도 없이 급성 활동성 감염 상태에서 빠르게 위암으로 진행한 것이기에, 체부의 *H. pylori* 감염성 위염과 결절성 위염은 감염이 진단되는 대로 제균 치료해야 한다. 또한, 한국인 *H. pylori* 감염자들의 상당수가 균에 의한 이차적인 유전자 손상으로 인해 e-cadherin 변이를 보이므로, 우리나라에서 발생하는 미만형 위암의 원인을 서양에서 발견되는 가족성 유전질환과 혼동하면 안 된다.

표 2-7-1 위암의 분류

	미만형 (diffuse-type) 위암	장형 (intestinal-type) 위암
호발 연령	50세 미만의 젊은 연령	50세 이상의 고령
배경 위점막	급성 활동성 *H. pylori* 감염 소견	만성 *H. pylori* 감염 소견
전암성 병변	체부 위염 (비후성 위염, 광범위한 발적) 결절성 위염	위축성 위염 화생성 위염 선종 (이형성증)
호발 위치	체부의 대만측	전정부와 위각 (*H. pylori* 감염성 궤양 호발 위치와 동일)
크기	대부분 2 cm 이상	대부분 2 cm 미만
색	주변 점막보다 옅은 흰색	주변 점막과 동일한 색이거나 진한 붉은색
흔한 모양	위주름이 절단되는 EGC IIc 형태의 함몰형	EGC IIa 형태의 융기형
흔한 세포형	분화도가 나쁜 선암 (poorly-differentiated adenocarcinoma) 또는 비응집형 암 (poorly-cohesive carcinoma)*	분화도가 좋은 선암 (well-differentiated adenocarcinoma) 또는 분화도가 중등도인 선암 (moderately-differentiated adenocarcinoma)
예후	불량	양호

*인환세포암 (signet ring cell carcinoma)은 비응집형 암 (poorly-cohesive carcinoma)에 포함됨.

그림 2-7-1

젊은 연령에서 흔한 미만형 위암

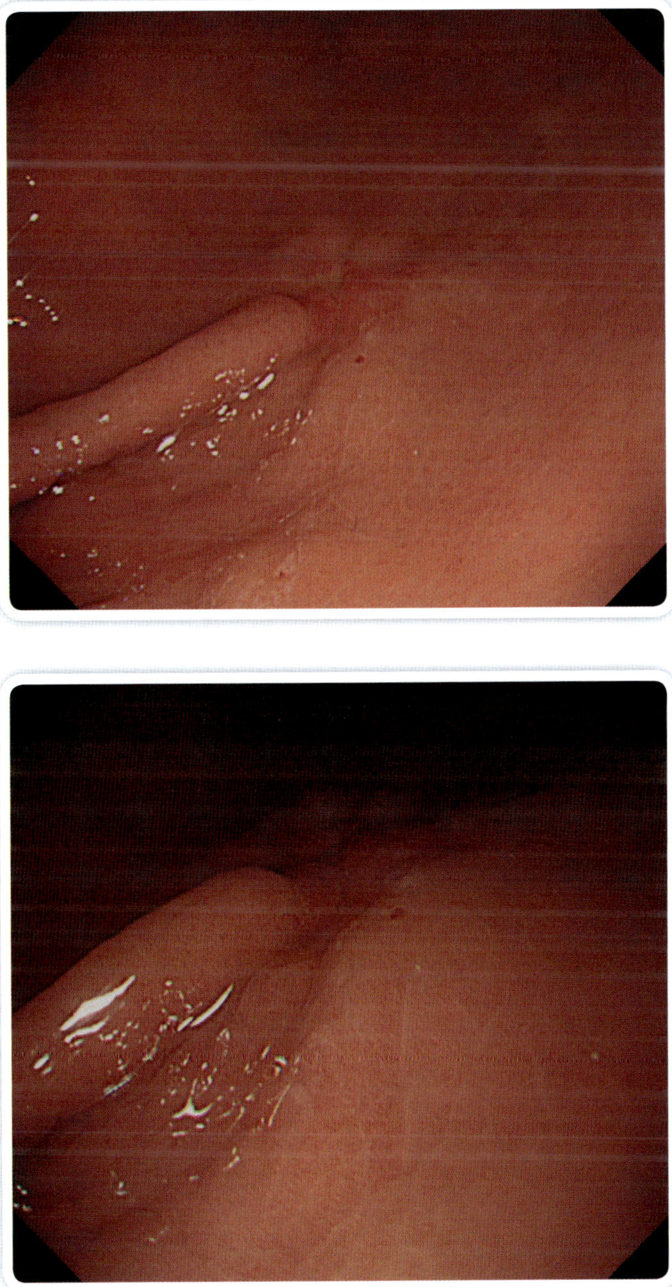

위암 가족력이 있는 30세 여자로 혈청 검사에서 *H. pylori* 감염이 진단되어 위내시경 검사를 시행하였다. 조직검사에서 비응집형 암 (poorly-cohesive carcinoma)으로 확진되어 부분위절제술 (subtotal gastrectomy)을 받았다. 수술 후 1.2 × 1.1 × 0.4 cm의 점막하층 (submucosa 2) 침범이 있는 비응집형 암 (poorly-cohesive carcinoma)으로 확진되었다. pT1bN0M0의 조기 위암 (early gastric cancer, EGC) type IIc로 재발 소견 없이 추적관찰 중이다.

그림 2-7-2

고령에서 흔한 장형 위암

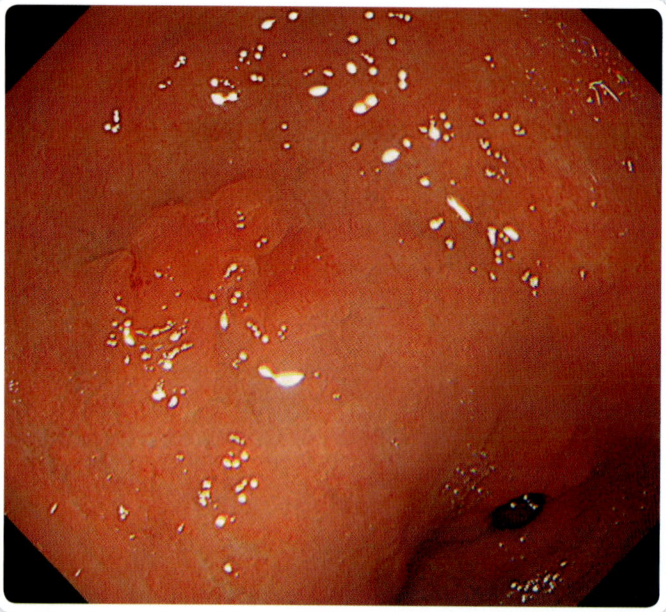

화생성 위염과 *H. pylori* 감염이 진단되어 제균 치료받은 환자로, 정기적인 위내시경 추적검사에서 선종이 진단되었다. 내시경적 점막하 박리술 (endoscopic submucosal dissection, ESD)을 시행한 결과, 2.2 × 1.3 × 0.1 cm의 분화도가 좋은 선암 (well-differentiated adenocarcinoma)으로 확진되었다. 침범 깊이는 점막근층 (muscularis mucosa)이었다. pT1aN0M0의 EGC type IIc로 재발 소견 없이 추적관찰 중이다.

그림 2-7-3

복막 전이가 있는 미만형 위암

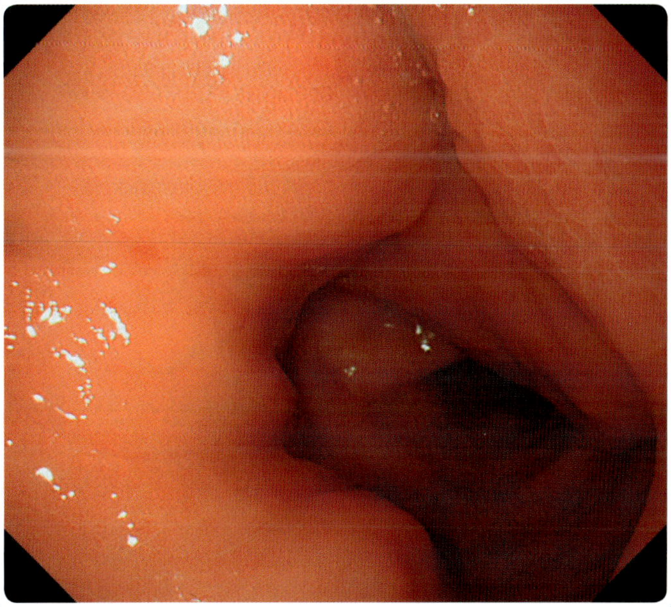

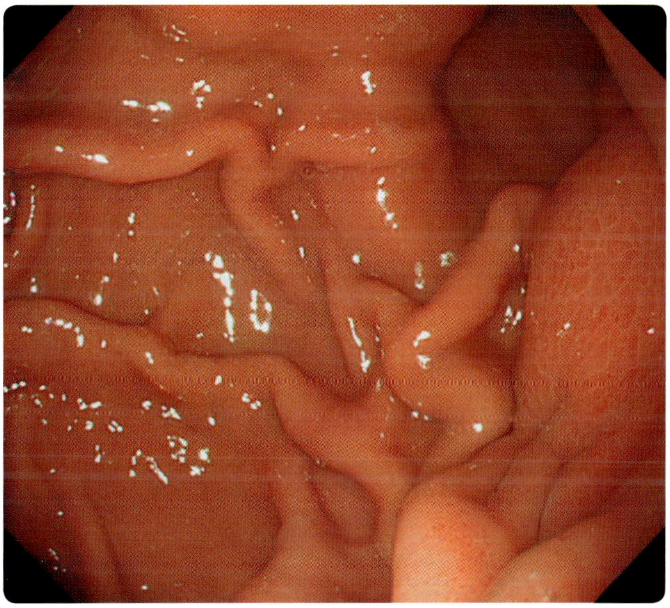

두 달 전에 시작된 명치부의 통증으로 내시경 검사 후에 *H. pylori* 감염을 진단받고 방문한 28세 남자의 전정부 사진이다. 전정부의 위벽이 퍼지지 않고 딱딱하여, 점막하 침윤이 있는 국소적인 진행성 위암 (localized Borrmann type IV)이 의심되었다. 위쪽 사진의 12시 방향의 함몰된 궤양에서 조직검사한 결과, 비응집형 암 (poorly-cohesive carcinoma)으로 확진되었다. 복막 전이로 인한 악성 복수도 함께 진단되어 4기의 진행성 위암으로 진단되었다.

ESD 적응증에는 위내시경 조직검사 후에 분화형 (differentiated) 위암인지 미분화형 (undifferentiated) 위암인지에 따라 치료 방침을 정하도록 되어 있다. 이는 일본특유의 병리기준으로, 일본병리전문가의 설명에 의하면 대체로 분화형 위암은 장형 위암과 유사하며 미분화형 위암은 미만형 위암과 유사하다고 한다. 하지만 우리나라에서는 암이 진단되어도 위내시경 조직검사 결과지에 로렌 분류에 대한 정보가 없다. 그래서 우리나라 내과와 외과 의사들은 분화도가 좋은 선암 (well-differentiated adenocarcinoma)과 중등도 분화도의 선암 (moderately-differentiated adenocarcinoma)을 일본의 분화형 암으로 간주하여 사용한다. 이때 주의해야 할 점은 이들 중 일부는 일본식 병리 기준으로는 미분화형 위암이라서, 처음부터 ESD가 아닌 위절제술을 해야 하는 위암이라는 것이다. 우리나라에서는 ESD로 절제한 조직부터만 병리과에서 로렌 분류에 대한 정보를 제공하므로, 그제서야 임상의사들은 미만형 위암이었음을 알게 되고, 결국 일부 환자들은 ESD를 받은 부위에 대해 추가로 위절제술을 받게 된다. 반대로 분화도가 나쁜 선암 (poorly-differentiated adenocarcinoma)이나 비응집형 암 (poorly-cohesive carcinoma)에 해당하는 인환세포암 (signet ring cell carcinoma) 중에도 일본식 병리 기준의 분화형 위암이 드물게 있다. 참고로 점액형 선암 (mucinous adenocarcinoma)은 분화형 위암과 미분화형 위암이 6:4의 비율로 섞여 있다.

참고문헌

1. Abdelfatah MM, Barakat M, Lee H, et al. The incidence of lymph node metastasis in early gastric cancer according to the expanded criteria in comparison with the absolute criteria of the Japanese Gastric Cancer Association: a systematic review of the literature and meta-analysis. Gastrointest Endosc 2018;87:338-347.
2. Choi J, Kim SG, Kim BG, et al. *Helicobacter pylori* eradication modulates aberrant CpG island hypermethylation in gastric carcinogenesis. Korean J Gastroenterol 2016;68:253-259.
3. Chung HW, Lee SY, Han HS, et al. Gastric cancers with microsatellite instability exhibit high fluorodeoxyglucose uptake on positron emission tomography. Gastric Cancer 2013;16:185-192.
4. Gullo I, Devezas V, Baptista M, et al. Phenotypic heterogeneity of hereditary diffuse gastric cancer: report of a family with early-onset disease. Gastrointest Endosc 2018;87:1566-1575.
5. Kanesaka T, Nagahama T, Uedo N, et al. Clinical predictors of histologic type of gastric cancer. Gastrointest Endosc 2018;87:1014-1022.
6. Katai H, Ishikawa T, Akazawa K, et al; Registration Committee of the Japanese Gastric Cancer Association. Five-year survival analysis of surgically resected gastric cancer cases in Japan: a retrospective analysis of more than 100,000 patients from the nationwide registry of the Japanese Gastric Cancer Association (2001-2007). Gastric Cancer 2018;21:144-154.
7. Kim JM, Sohn JH, Cho MY,et al. Pre- and post-ESD discrepancies in clinicopathologic criteria in early gastric cancer: the NECA-Korea ESD for Early Gastric Cancer Prospective Study (N-Keep). Gastric Cancer 2016;19:1104-1113.
8. Lee HH, Lee SY, Yoon HY, et al. Change of mucosal color in early gastric cancer. J Dig Dis 2012;13:510-516.
9. Lee JH, Min YW, Lee JH, et al. Diagnostic group classifications of gastric neoplasms by endoscopic resection criteria before and after treatment: real-world experience. Surg Endosc 2016;30:3987-3993.
10. Park HS, Lee SY, Hong SN, et al. Early gastric cancer-like advanced gastric cancer versus advanced gastric cancer-like early gastric cancer. Clin Endosc 2013;46:155-160.

연습문제 2-7

조직검사에서 위암이 확진되어 완전 절제를 받은 위암 환자들의 내시경 사진이다. 이 중에서 4명은 만성 *H. pylori* 감염으로 인한 장형 위암으로 진단되었으며, 나머지는 활동성 *H. pylori* 감염으로 인한 미만형 위암으로 진단되었다. 다음 중 미만형 위암의 내시경소견 2개를 고르시오.

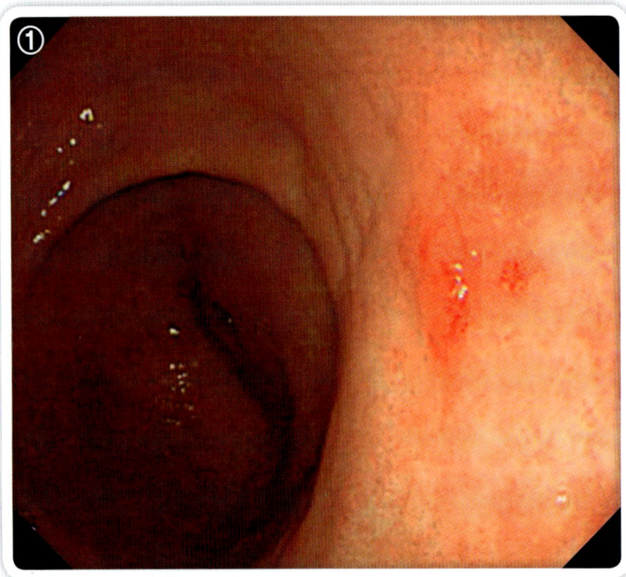

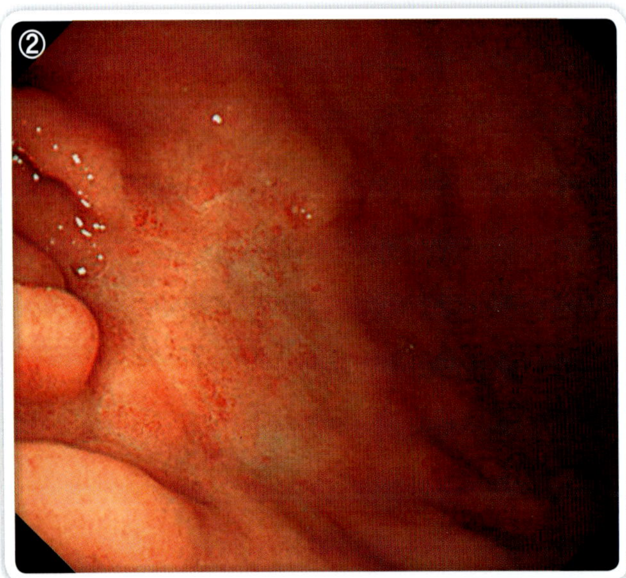

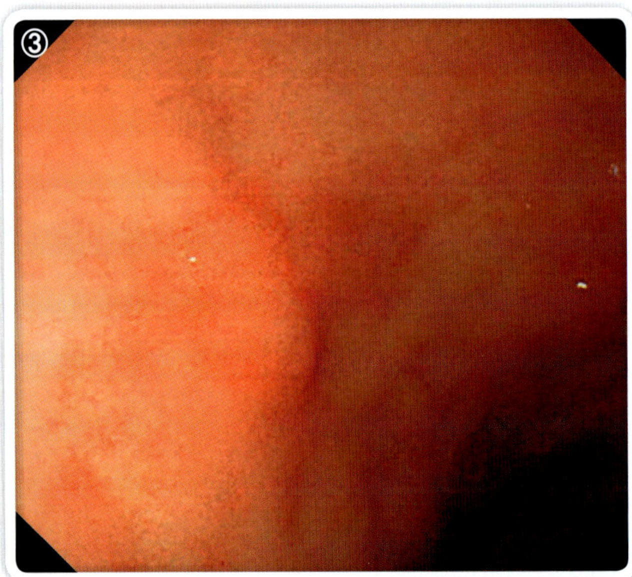

2-7 (계속)

④

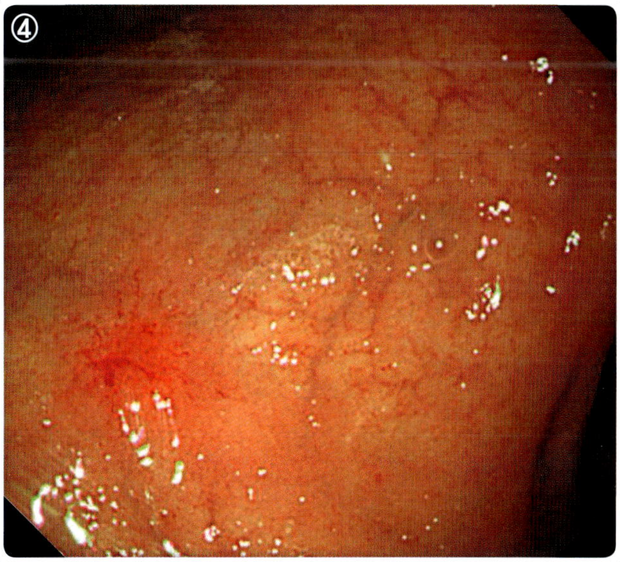

⑤

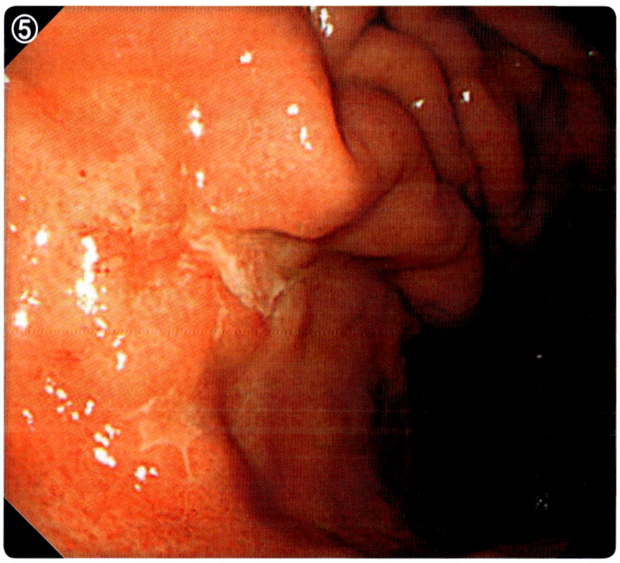

⑥

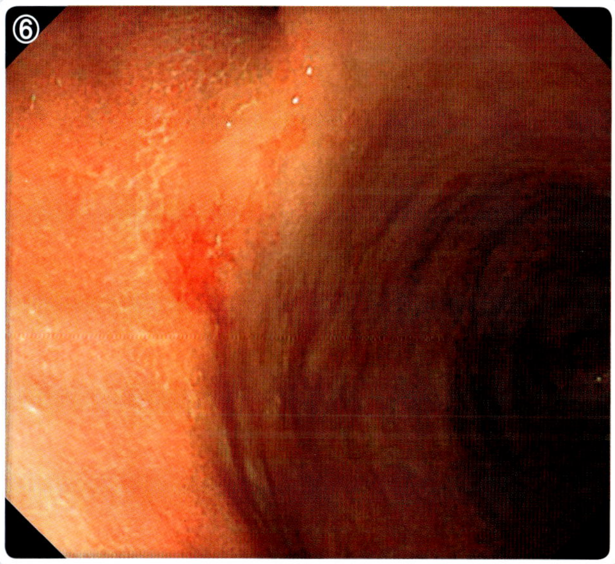

해답 ②, ⑤

해설 ②번과 ⑤번은 체부의 대만측에서 관찰되며, 암이 배경 위점막보다 창백한 흰색으로 보인다. 위암 검진 시 우연히 발견되는 미만형 위암은 큰 EGC IIc 모양으로 보이는 경우가 흔하며, 활동성 *H. pylori* 감염과 함께 주로 체부에서 진단된다. 또한, ②번과 ⑤번처럼 암이 주변 위점막보다 흰색을 보이면서, 위주름 가까이에서 발생하는 경우가 흔하다. 반면에 장형 위암은 대부분 위각과 가까운 전정부에서 진단되며, 만성 *H. pylori* 감염으로 인한 위궤양의 발생 위치와 유사하다. ①, ③, ④, ⑥번은 상대적으로 크기가 작은 EGC IIa나 EGC IIb 모양으로, 천천히 자라는 장형 위암임을 시사한다. ①, ③, ⑥번은 화생성 위염이 심한 위점막에서 발생한 위암으로, 점막과 유사하거나 더 진한 붉은색을 보인다. ④번은 개방형 위축성 위염이 있는 위점막에서 발생한 위암으로 붉은색으로 관찰된다.

2-8 위 말트림프종

요점 정리

- 말트림프종은 점상출혈부터 결절성 위염, 점막하 종양까지 다양한 형태로 관찰된다.
- 위벽에 국한된 저위도의 말트림프종은 *H. pylori* 제균 치료만으로도 완치되는 경우가 많다.
- 조직검사에서 *H. pylori* 감염이 음성으로 보고될 경우, 위음성일 가능성이 높아서 혈청항체검사나 대변항원검사로 재확인해야 한다.

위에서 발생하는 저위도 말트림프종 (low-grade mucosa-associated lymphoid tissue lymphoma)은 대부분 *H. pylori* 감염으로 인해 발생하며, 제균 치료 시 호전된다. 위의 림프종은 조기위암이나 상피하 종양처럼 보이는 경우도 있으며, 경계가 불명확한 다발성 궤양, 혈성 반점, 결절성 위염 등의 활동성 감염성 위염으로 보이는 경우도 있어서 위내시경소견을 하나로 정의할 수 없다.

H. pylori 음성으로 진단되는 저위도 위 말트림프종조차도 실제로는 *H. pylori* 감염에 의한 것으로, 검사가 위음성으로 나오거나 진단 당시에 이미 균이 사라져서 검출되지 않는 경우가 많다. 아울러 apoptosis inhibitor 2 (API2)−MALT lymphoma−associated translation 1 (MALT1) chimera gene 및 염색체 11q21 전이 t (11 ; 18) (q21 ; q21)가 검출될 수 있는데, 이에 해당하는 *H. pylori* 음성인 저위도 위 말트림프종은 *H. pylori* 양성인 저위도 위 말트림프종처럼 예후가 양호하다. *H. pylori* 제균 치료만으로도 관해가 되는 경우가 흔하며, 일부에서만 방사선치료 등의 추가 치료가 필요하다.

그림 2-8-1

분문부와 기저부 및 위체부의 상부에서 진단된 다발성 위 말트림프종

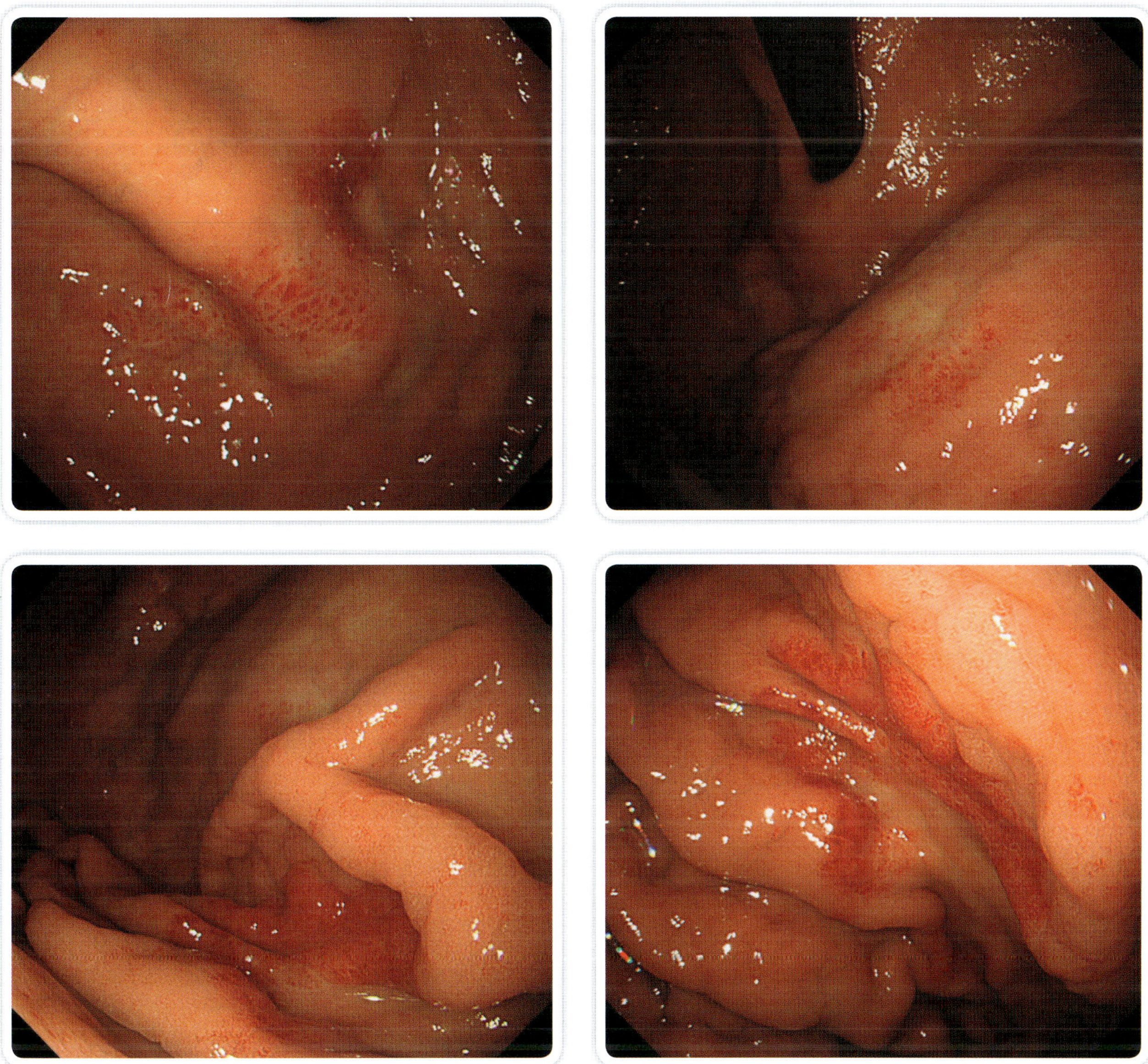

검진 위내시경 검사에서 활동성 *H. pylori* 감염이 진단되어 의뢰된 환자로, 1차 제균 치료 후 추적검사를 한 위내시경소견이다. 분문부, 기저부, 위체부에서 각각 발적된 병변이 관찰되어 조직검사를 시행하였다. 모두 저위도의 위 말트림프종과 *H. pylori* 감염으로 보고되었으며, 타장기 전이는 없었다. 위내시경 검사 후에 2차 제균 치료를 시행하였으며, 요소호기검사에서 음성으로 보고되었다. 3개월 후에 위내시경 추적검사로 분문부와 기저부 병변들을 확인하고 조직검사할 예정이다.

그림 2-8-2

광범위한 위궤양 소견을 보인 저위도의 위 말트림프종

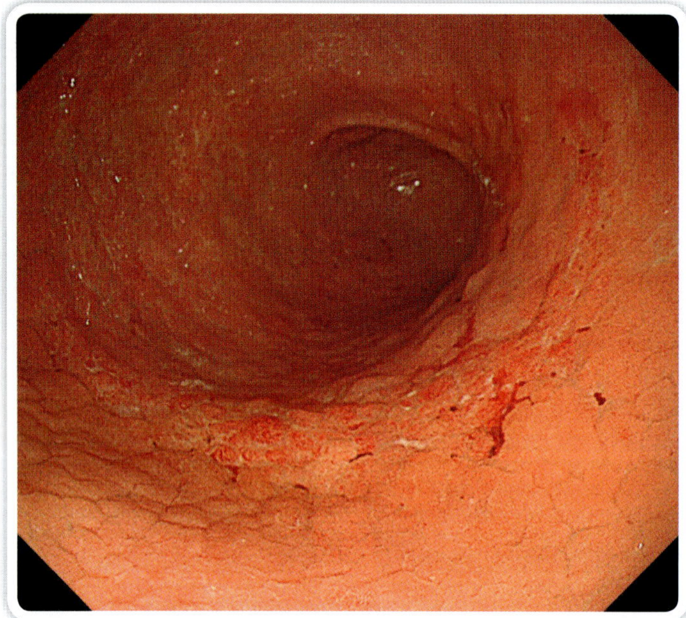

H. pylori 감염으로 인해 발생한 궤양은 대부분이 위각이나 소만측에서 단일성 궤양으로 진단된다. 만약 광범위하고 얕은 위궤양이 관찰되면, 단순한 *H. pylori* 감염성 위궤양이 아닐 가능성이 높으므로, 제균 치료 후에도 추적 조직검사를 해서 말트림프종인지 확인해야 한다.

표 2-8-1 Sano 분류에 의한 위 림프종의 내시경소견

위 림프종의 종류	내시경소견
말트림프종 [Mucosa-associated lymphoid tumor (MALT) lymphoma]	EGC IIb (표면 평편형 조기위암) EGC IIc (표면 함몰형 조기위암) EGC III (함몰형 조기위암)
미만형 거대 B세포 림프종 [Diffuse large B cell lymphoma (DLBL)]	AGC B-II (궤양형 진행성 위암) AGC B-III (궤양 침윤형 진행성 위암)
T세포 림프종 (T cell lymphoma)	AGC B-IV (침윤형 진행성 위암)
여포성 림프종 (Follicular lymphoma)	AGC B-I (용종형 진행성 위암) EGC I (융기형 조기위암) EGC IIa (표면 융기형 조기위암)

EGC, Early gastric cancer; AGC, Advanced gastric cancer; B, Borrmann.

참고문헌

1. Gong EJ, Ahn JY, Jung HY, et al. *Helicobacter pylori* eradication therapy is effective as the initial treatment for patients with H. pylori-negative and disseminated gastric mucosa-associated lymphoid tissue lymphoma. Gut Liver 2016;10:706-713.
2. Kuo SH, Tsai HJ, Lin CW, et al. The B-cell-activating factor signalling pathway is associated with *Helicobacter pylori* independence in gastric mucosa-associated lymphoid tissue lymphoma without t(11;18)(q21;q21). J Pathol 2017;241:420-433.
3. Lee SY, Kim JJ, Lee JH, et al. Synchronous adenocarcinoma and mucosa-associated lymphoid tissue (MALT) lymphoma in a single stomach. Jap J Clin Oncol 2005;35:591-594.
4. Lee SY, Lee JH, Kim JJ. *Helicobacter pylori*-negative low grade gastric MALT lymphoma. Korean Journal of Helicobacter and Upper Gastrointestinal Research 2003;3:89-95.
5. Sano T. Sano's classification. Stomach and Intestine 2019;54:766-767.
6. Yang HJ, Lim SH, Lee C, et al. Management of suspicious mucosa-associated lymphoid tissue lymphoma in gastric biopsy specimens obtained during screening endoscopy. J Korean Med Sci 2016;31:1075-1081.

연습문제 2-8

급성 활동성 *H. pylori* 감염과 위 말트림프종이 동시에 진단된 환자의 체부에서 관찰될 가능성이 가장 높은 소견은?

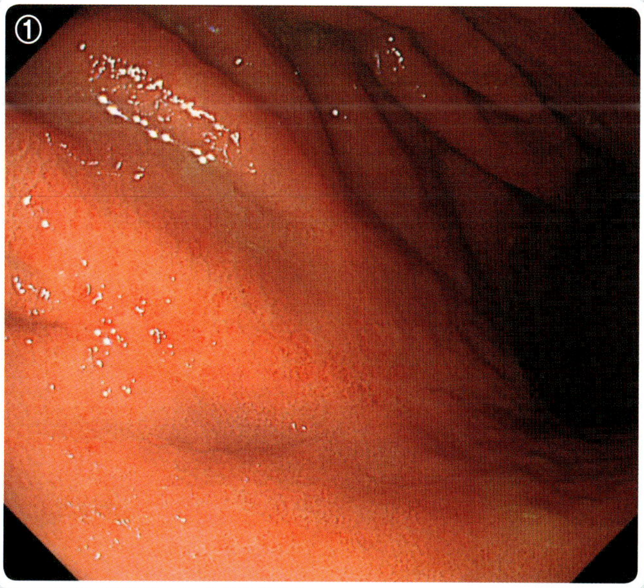

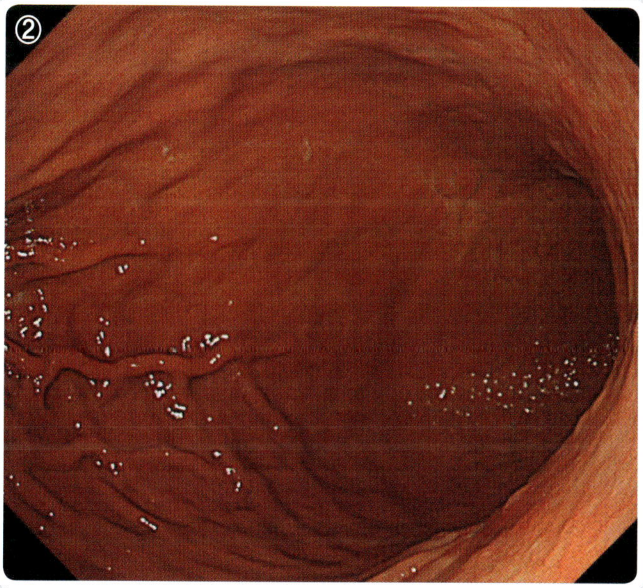

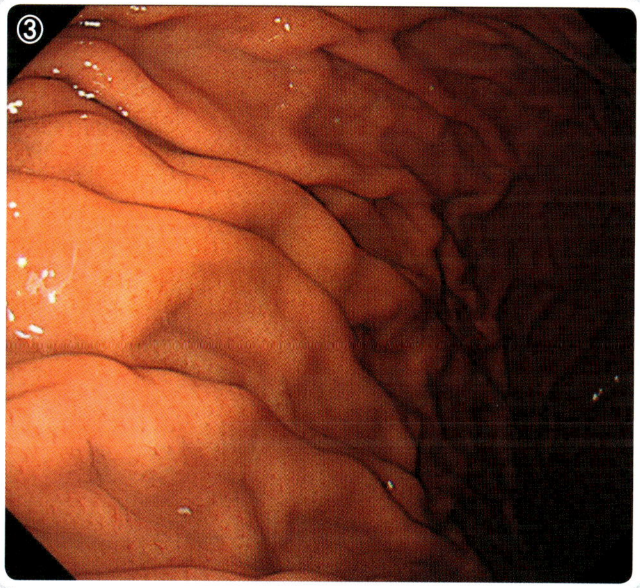

해답 ①

해설 ①번은 현감염자에서 관찰될 수 있는 광범위한 발적으로, 활동성 감염이 진행되고 있음을 시사한다. ②번은 위축성 및 화생성 위염이 관찰되는 만성 위염 소견이다. ③번은 균일한 세정맥 소견으로 추정되나, 초기 감염 시 위선의 개구부가 열리면서 점막부종이 시작될 때도 유사하게 보일 수 있다. 문제의 말트림프종이 발견된 위는 이미 ③번과 같은 감염 초기단계를 거친 후이므로, 답으로는 부적절하다.

2-9 과형성 용종

요점 정리

- *H. pylori* 감염으로 인한 과형성 용종은 제균 치료 후에 사라지는 경우도 있으므로, 작은 경우에는 절제하지 않고 제균 치료한 뒤 경과관찰한다.
- 1 cm 이상의 큰 과형성 용종은 악성 변화나 철분결핍성빈혈을 유발할 수 있으므로, 내시경적 절제술을 고려한다.
- *H. pylori* 감염이 없는 경우에도 양성자펌프억제제 (proton pump inhibitor) 등의 약물복용으로 인해 과형성 용종이 발생할 수 있다.

위에서 진단되는 과형성 용종 (hyperplastic polyp)은 대부분 *H. pylori* 감염으로 인해 발생하지만, 드물게 다른 원인으로 인해 유발되기도 한다. 붉은색의 튀어나온 융기형으로 보이기에, 흰색의 납작한 융기형으로 보이는 선종과 감별할 수 있다. 일반적으로 작은 과형성 용종은 제균 치료하고 경과관찰하지만, 크기가 1 cm 이상으로 큰 경우에는 악성변화를 하거나 출혈로 인한 철분결핍성빈혈이 유발될 수 있으므로, 내시경적 절제술을 한다.

그림 2-9-1

H. pylori 감염자에서 진단된 과형성 용종

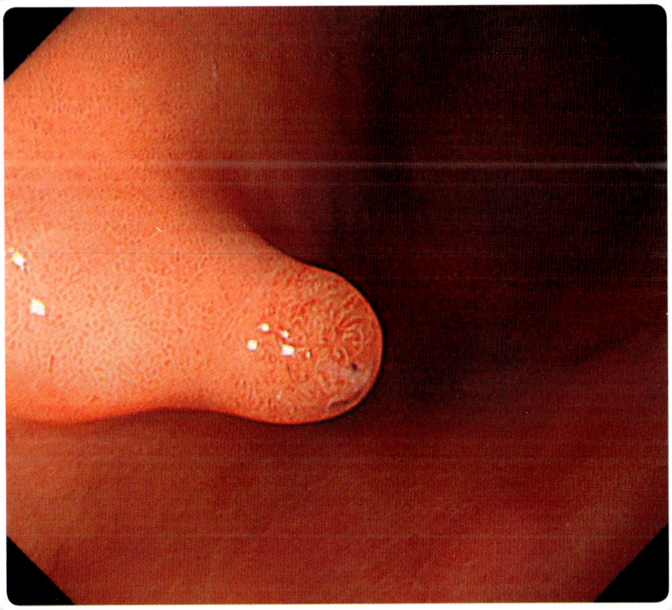

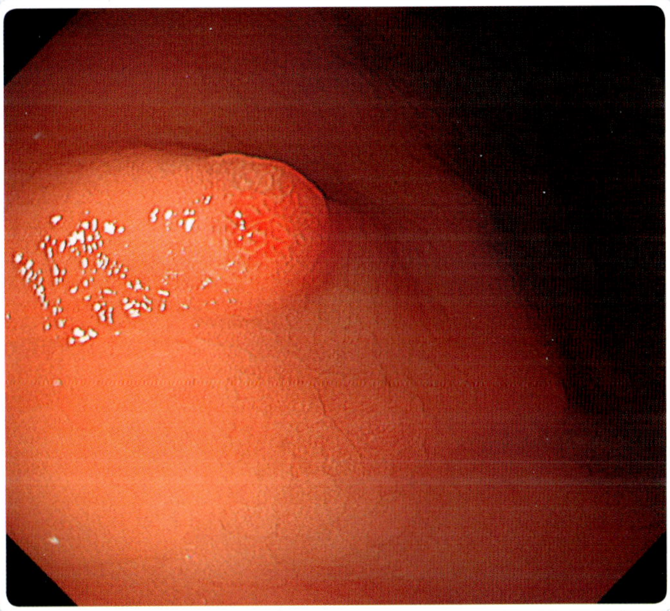

과형성 용종은 선종과 달리 붉은색으로 보이며, 선종처럼 납작한 모양이 아닌 튀어나온 모양을 보인다.

그림 2-9-2

다발성 과형성 용종

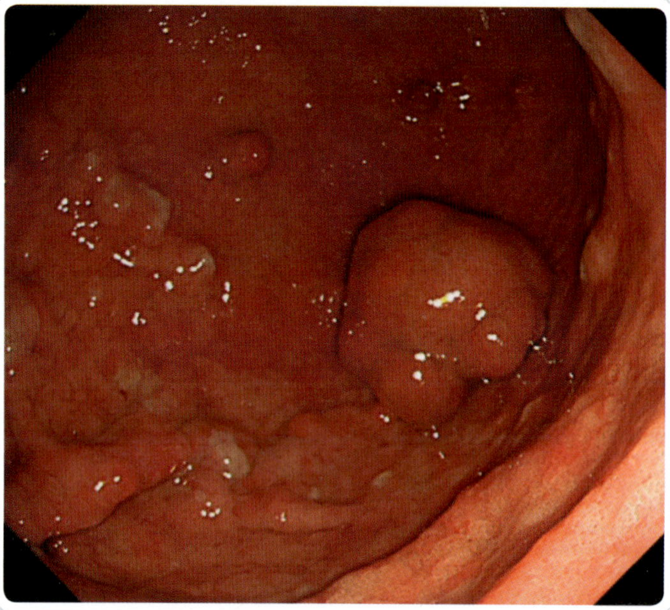

식품 알레르기와 호산구성 위염이 진단된 *H. pylori* 감염자의 내시경소견이다. 제균 치료 후에도 1 cm 이상으로 큰 용종들은 점막절제술로 제거하였으며, 모두 과형성 용종으로 진단되었다.

그림 2-9-3

악성변화를 동반한 과형성 용종

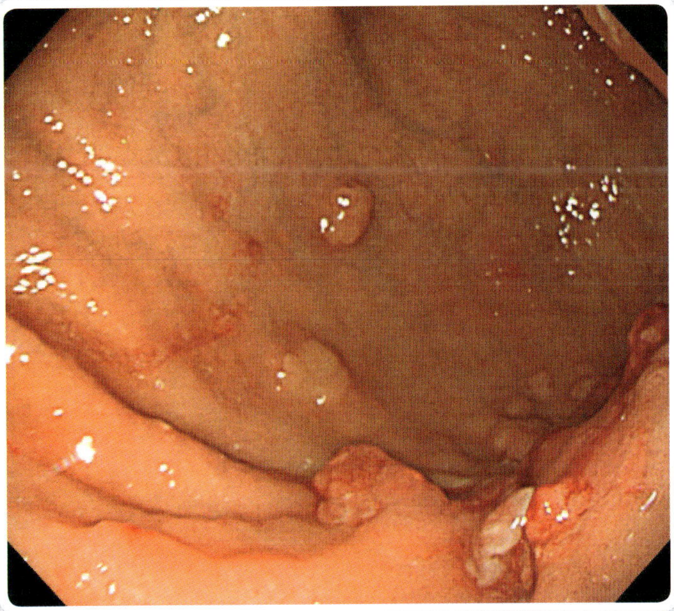

다발성 과형성 용종이 진단된 *H. pylori* 감염자로, 5시 방향의 함몰된 부위에서 조직검사를 하였다. 선암으로 진단되어 위절제술을 받았다.

그림 2-9-4

제균 치료 후에도 지속적으로 관찰된 과형성 용종

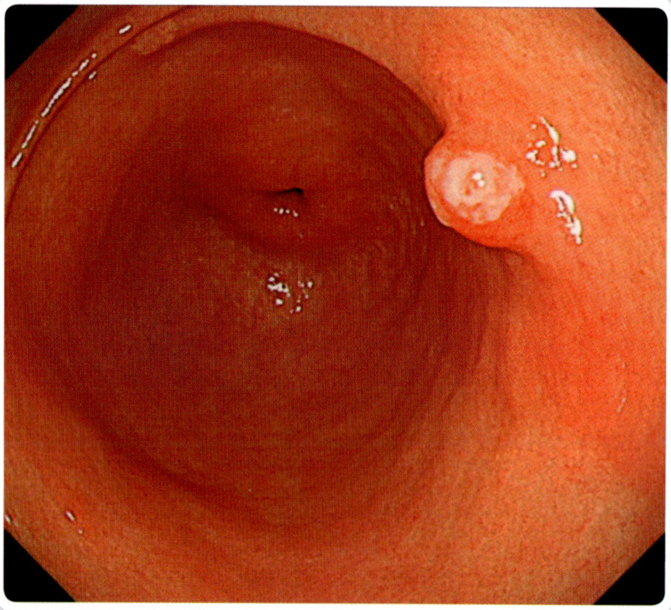

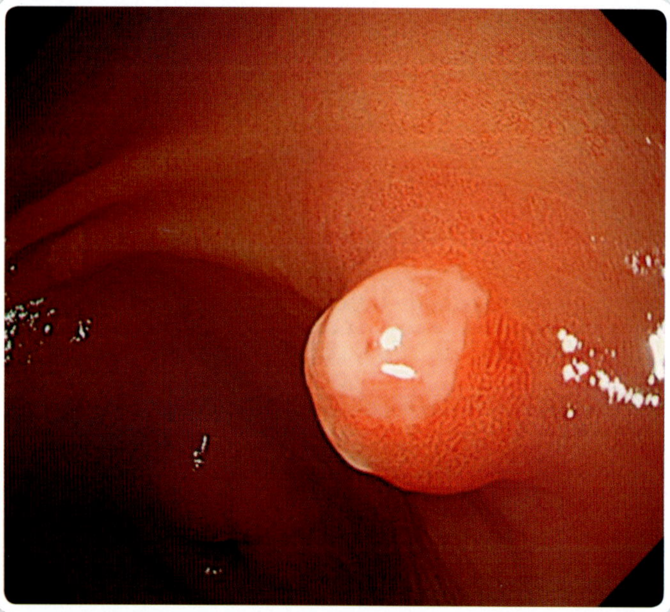

3시 방향에서 흰색 삼출물이 부착된 과형성 용종이 관찰되며, 11시 방향에서는 과거 감염을 시사하는 황색종이 보인다. 제균 치료 전의 소견이 치료 성공 후의 소견과 다르지 않아서 내시경적 절제술을 시행하였다.

참고문헌

1. Anjiki H, Mukaisho KI, Kadomoto Y, et al. Adenocarcinoma arising in multiple hyperplastic polyps in a patient with *Helicobacter pylori* infection and hypergastrinemia during long-term proton pump inhibitor therapy. Clin J Gastroenterol 2017;10:128-136.
2. Horvath B, Pai RK. Prevalence of *Helicobacter pylori* in gastric hyperplastic polyps. Int J Surg Pathol 2016;24:704-708.
3. Kang KH, Hwang SH, Kim D, et al. The effect of *Helicobacter pylori* infection on recurrence of gastric hyperplastic polyp after endoscopic removal. Korean J Gastroenterol 2018;71:213-218.
4. Murata M, Sugimoto M, Ban H, et al. Cap polyposis refractory to *Helicobacter pylori* eradication treated with endoscopic submucosal dissection. World J Gastrointest Endosc 2017;9:529-534.
5. Nam SY, Park BJ, Ryu KH, et al. Effect of *Helicobacter pylori* eradication on the regression of gastric polyps in National Cancer Screening Program. Korean J Intern Med 2018;33:506-511.

연습문제 2-9

전정부에서 과형성 용종이 진단된 급성 활동성 *H. pylori* 감염자의 기저부 소견으로 가장 적합한 것은?

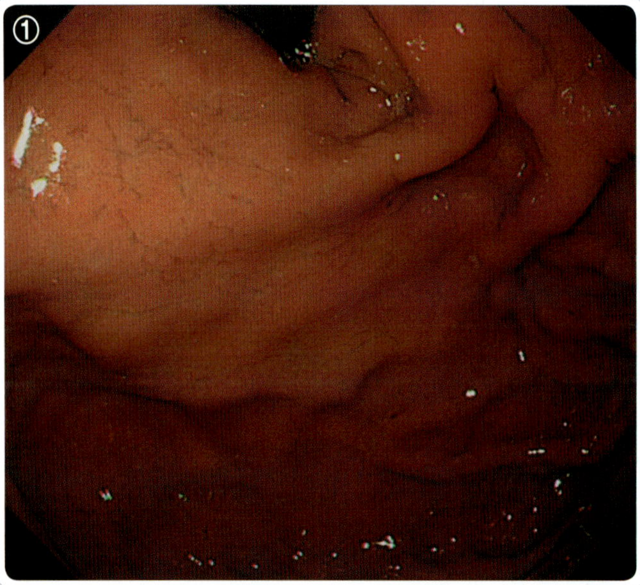

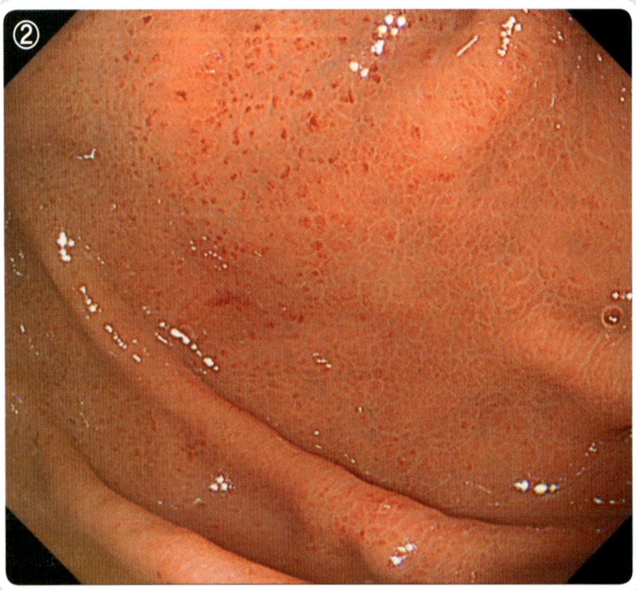

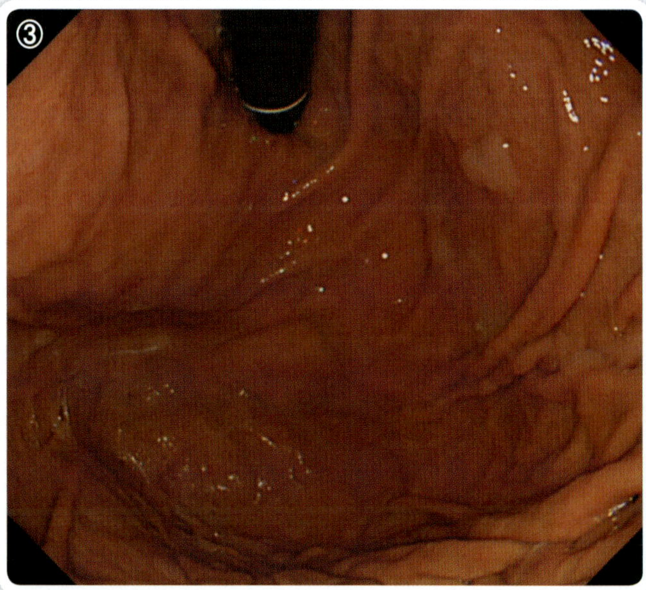

해답 ②

해설 ②번에서 활동성 *H. pylori* 감염 시 관찰되는 미만성 발적이 관찰된다. ①번은 화생성 위염 소견으로, 활동성 감염이 없는 과거 감염자에게서도 관찰될 수 있다. ③번은 *H. pylori* 감염력이 없는 미감염자가 장기간 양성자펌프억제제를 복용했을 때 관찰될 수 있는 선와상피 과형성 소견으로, 흰색의 납작한 융기로 관찰된다. 교토 분류에서는 다발성 편평 백색 융기로 분류된다.

2-10 위궤양

요점 정리

- 소화성 궤양은 점막층의 염증으로 인해, 점막하층이 노출되는 위와 십이지장의 질환이다.
- *H. pylori* 감염에 의한 위궤양은 주로 단일 궤양으로 발생하며, 증상이 없다. 조기 위암처럼 위각이나 소만측에서 우연히 발견되는 경우가 흔하다.

소화성 궤양은 *H. pylori* 감염, 비스테로이드성 항염증제, 항혈전제, 스테로이드, 펩신 및 위산 분비, 흡연 등의 공격인자가 방어인자(점액, 중탄산염, 점막혈류, 상피세포 재생 등)보다 우세할 때 발생하는 위와 십이지장의 점막손상 질환이다. *H. pylori* 감염에 의한 위궤양은 벽세포에서 분비되는 펩시노겐에 의해 쉽게 영향받는 위각과 전정부 및 체부의 소만측에서 주로 발생한다.

표 2-10-1 궤양의 내시경소견에 따른 분류

분류	단계	내시경소견
활동성기 (active stage)	A1	궤양 주변의 심한 부종으로 인해 경계가 불명확하고 융기되어 있음
	A2	궤양 주변에 부종이 남아 있으나 궤양 주변의 경계가 명확함
치유기 (healing stage)	H1	궤양으로 인해 노출된 점막의 50% 미만만 재생상피로 덮임
	H2	노출된 점막의 50% 이상이 재생상피로 덮임
반흔기 (scar stage)	S1	노출된 점막이 재생상피로 전부 덮인 상태로 궤양 흉터가 붉은색으로 보임
	S2	흉터가 흰색으로 보임

그림 2-10-1

위각에서 단일 위궤양이 진단된 감염자

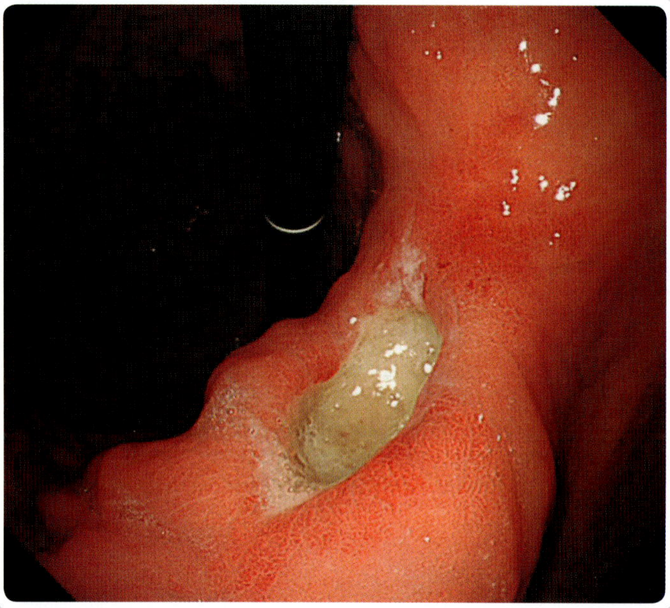

위각에서 단일 위궤양이 진단된 감염자. *H. pylori* 감염으로 인한 궤양으로, A2 활동성기에 해당한다.

그림 2-10-2

전정부의 소만측에서 궤양이 진단된 감염자

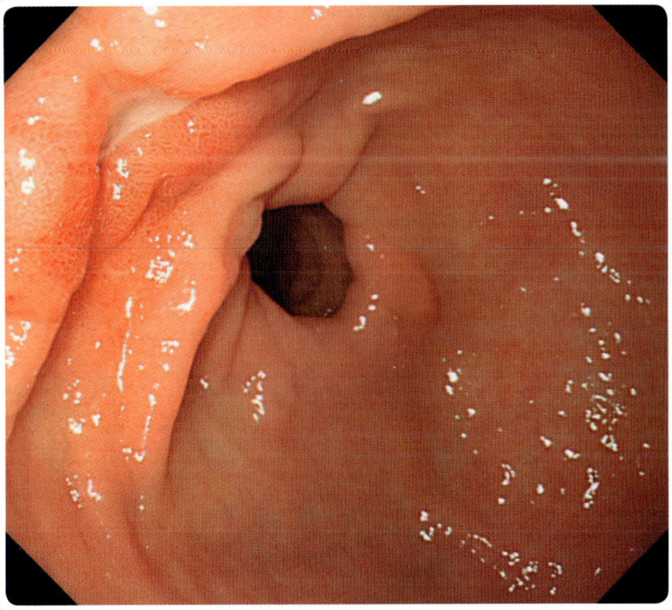

H. pylori 감염으로 인한 궤양으로, 주변 점막에서 부종이 관찰되어 활동성기로 진단했다.

그림 2-10-3

체부의 소만측에서 진단된 위궤양을 제균 치료 전과 후에 관찰한 소견

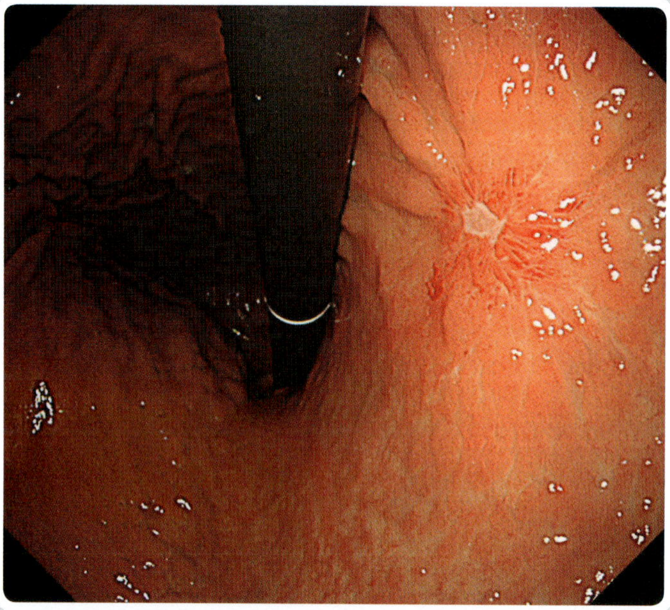

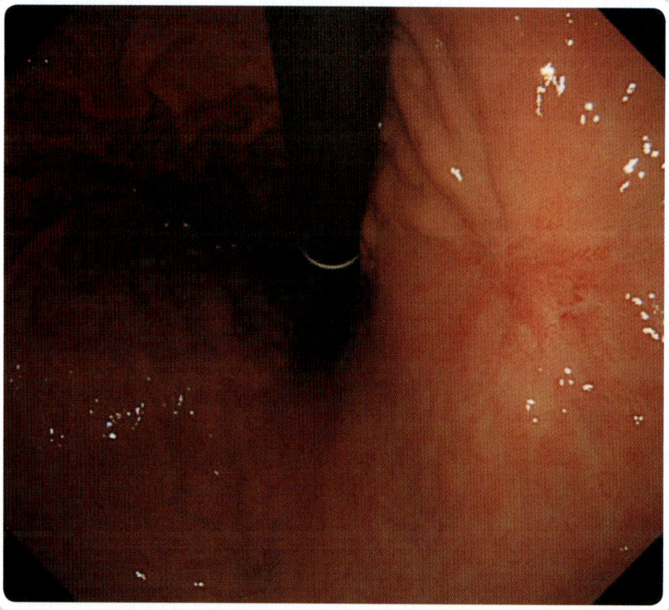

재생 상피가 관찰되는 H2 치유기의 궤양으로 *H. pylori* 제균 치료를 했다. 제균 치료에 성공한 이후에 악성 궤양을 배제하기 위해 추적검사한 결과, 궤양이 모두 재생상피로 덮인 S1 흔적기 궤양으로 호전되어 있었다.

그림 2-10-4

흔적기의 위궤양

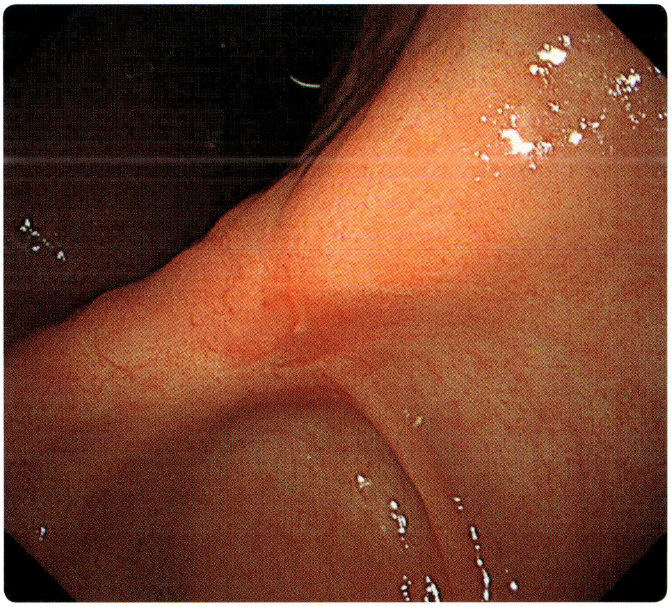

위각에서 재생상피로 모두 덮인 궤양이 우연히 발견되었다. 오래 전에 제균 치료를 받은 상태로 *H. pylori* 검사는 음성으로 보고되었다. 흔적기 궤양의 모양이 편평하지 않아 위암의 가능성을 배제할 수 없어서 추적 조직검사를 시행한 결과, 암세포는 관찰되지 않았다.

참고문헌

1. Hwang JJ, Lee DH, Lee AR, et al. Characteristics of gastric cancer in peptic ulcer patients with *Helicobacter pylori* infection. World J Gastroenterol 2015;21:4954-4960.

2. Kim JY, Kim N, Nam RH, et al. Association of polymorphisms in virulence factor of *Helicobacter pylori* and gastroduodenal diseases in South Korea. J Gastroenterol Hepatol 2014;29:984-991.

3. Kim Y, Yokoyama S, Watari J, et al. Endoscopic and clinical features of gastric ulcers in Japanese patients with or without *Helicobacter pylori* infection who were using NSAIDs or low-dose aspirin. J Gastroenterol 2012;47:904-911.

4. Lee SP, Lee SY, Kim JH, et al. Link between serum pepsinogen concentrations and upper gastrointestinal endoscopic findings. J Korean Med Sci 2017;32:796-802.

5. Li Q, Liu J, Gong Y, Yuan Y. Association of CagA EPIYA-D or EPIYA-C phosphorylation sites with peptic ulcer and gastric cancer risks: A meta-analysis. Medicine 2017;96:e6620.

연습문제 2-10

7년 전에 위각에서 궤양이 발견되어 *H. pylori* 제균 치료를 받은 무증상 과거 감염자의 추적검사 소견이다. 조직검사로 재감염 여부를 확인해야 하는 전정부 소견은?

①

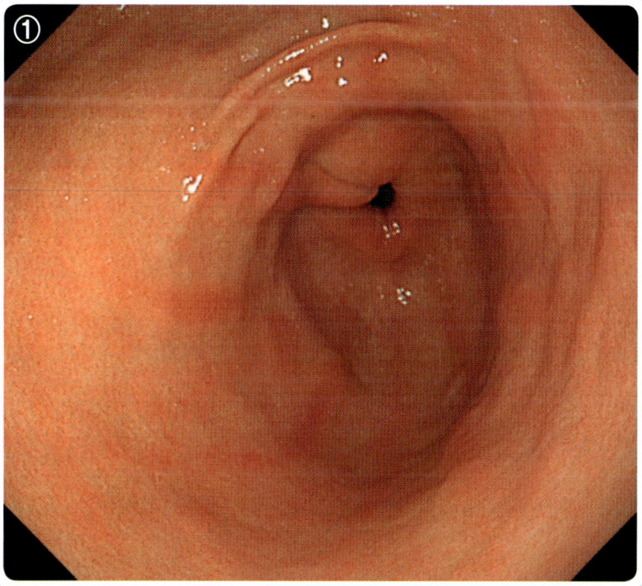

②

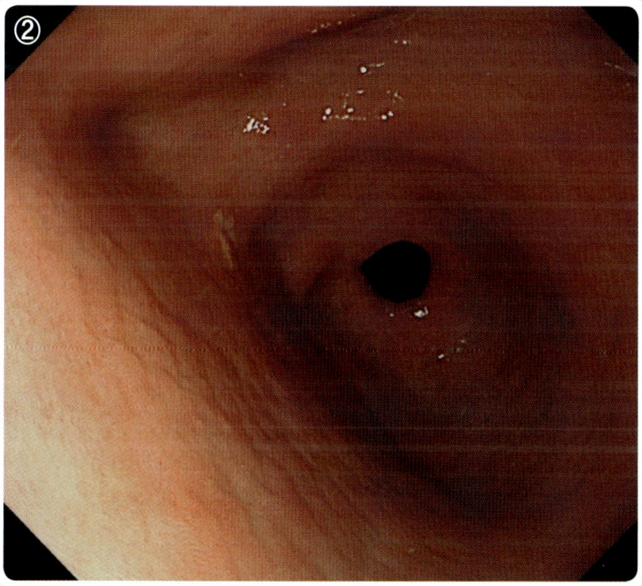

③

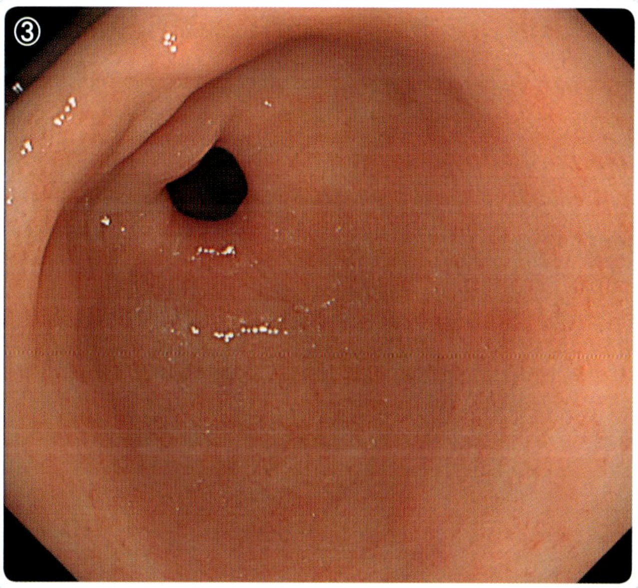

해답 ②

해설 ②번의 황색종은 과거 감염자임을 시사하는 소견이다. 7년 전에 제균 치료에 성공한 경우에는 대부분 울퉁불퉁한 장상피화생은 호전되고, 화생성 위염의 다양한 내시경소견 중에서 지도상 발적만 사라지지 않는다. 그러나 ②번에서는 큰 결절형 결절성 위염과 감별이 필요한 상피하 결절들이 관찰되므로, *H. pylori* 재감염 여부를 확인해야 한다. ①번과 같은 선상발적은 감염이 없는 건강한 위점막에서만 관찰된다. ③번은 미감염자에서 흔히 관찰되는 전정부의 혈관상이다. 염증이 없는 위점막의 세정맥은 짧고 구불구불한 빨간색으로 보이므로, 만성 위축성 위염에서 보이는 나뭇가지 모양의 점막하 혈관상과 구분할 수 있다.

2-11 십이지장궤양

요점 정리

- 십이지장궤양을 유발하는 *H. pylori* 균은 동남아시아 국가에서 흔하며, 위궤양이나 위암을 유발하는 *H. pylori* 균은 우리나라와 일본에서 흔하다.
- Duodenal ulcer promotor A (dupA) 유전자를 지닌 *H. pylori* 균은 주로 십이지장궤양을 유발하며, 위암과 무관하다.
- 우리나라에서 진단되는 십이지장궤양 환자들의 위염 소견으로 흔한 것은 전정부의 급성 활동성 *H. pylori* 감염 시 관찰되는 결절성 위염이다.

십이지장궤양의 주요 원인은 *H. pylori* 감염으로, duodenal ulcer promotor A (dupA) 유전자를 지닌 *H. pylori*에 감염되면 십이지장궤양이 발생할 위험성이 높다. 한국인에게서 주로 진단되는 동아시아형 cytotoxin-associated gene A (cagA) *H. pylori* 균은 위점막에 주로 염증을 유발하며, 급성 활동성 감염 지속 시에도 일부에서만 십이지장궤양을 유발한다. 십이지장궤양은 위궤양처럼 주변 점막이 부어있는 활동성기 (active stage), 재생상피가 궤양을 덮는 치유기 (healing stage), 흉터만 남은 흔적기 (scar stage)로 분류할 수 있다. 급성기의 십이지장궤양이 진단된 한국인 감염자들의 위에서는 활동성 감염을 시사하는 결절성 위염이나 광범위한 발적 등이 동반된다. 십이지장궤양은 위궤양보다 젊은 나이에 발생하는 경우가 많고, 급성 활동성 *H. pylori* 감염을 시사하는 결절성 위염이 함께 관찰되는 경우가 흔하다. 위점막 분비능이 상승되어 있으며, 결절성 위염에 비해서 위축성 위염이나 화생성 위염은 드물다.

그림 2-11-1

십이지장의 구부에서 진단된 궤양

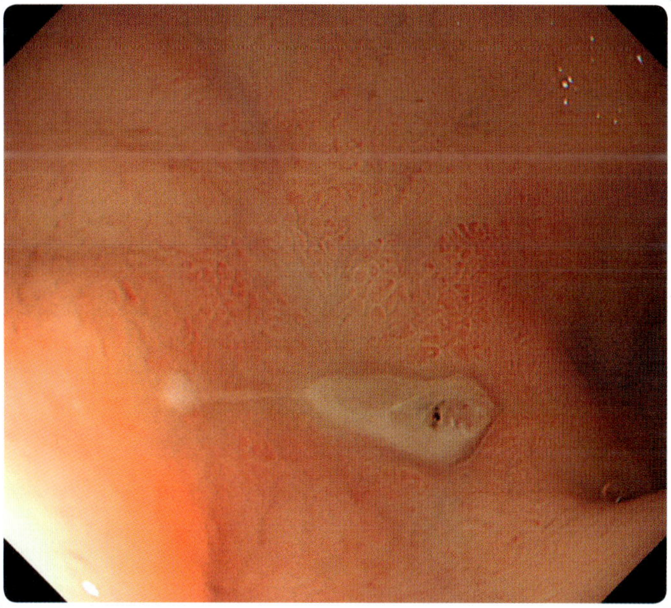

H. pylori 감염이 진단된 감염자로, 십이지장궤양의 노출된 혈관에 내시경적 지혈술을 시행한 뒤, 퇴원 후에 제균 치료를 시행하였다.

그림 2-11-2

십이지장의 구부에서 발견된 궤양 흔적과 변형

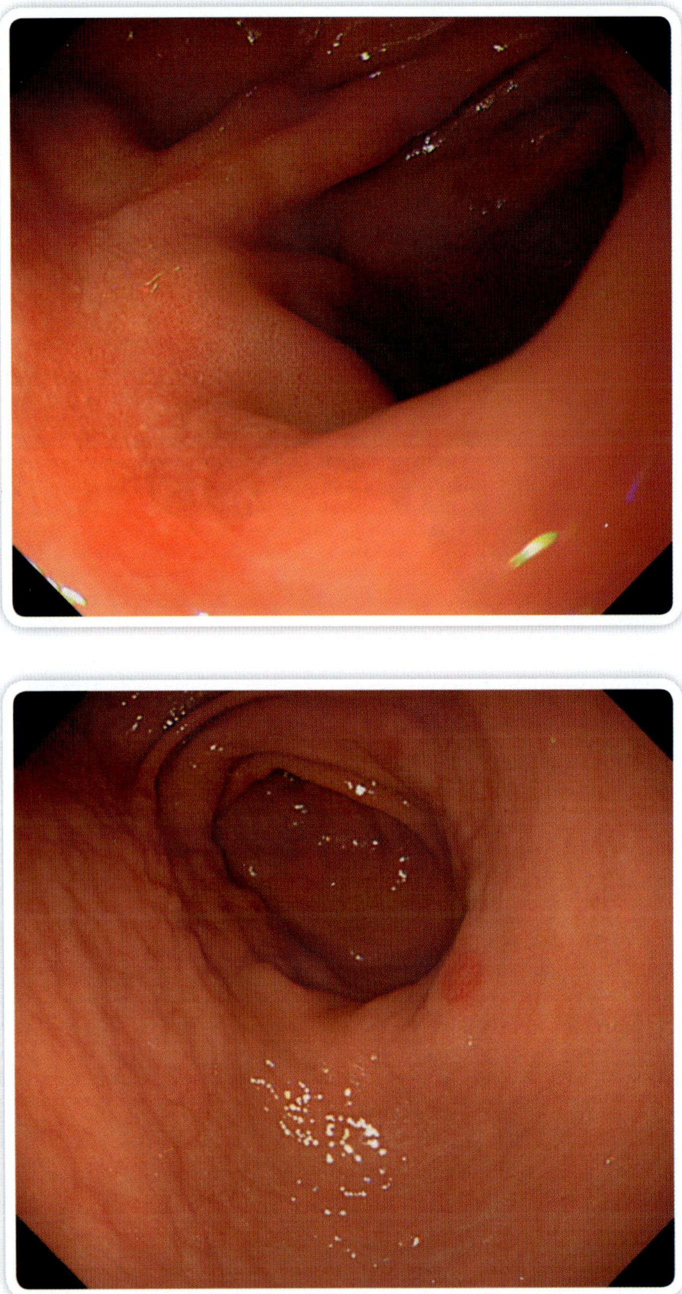

위에서는 활동성 *H. pylori* 감염이 진단되었으며, 결절성 위염과 발적이 보였다. 납작한 발적 (patchy erythema)은 감염 여부와 무관하게 위내 pH가 낮을 때 관찰되는 소견이다.

그림 2-11-3

급성 십이지장궤양으로 인한 협착

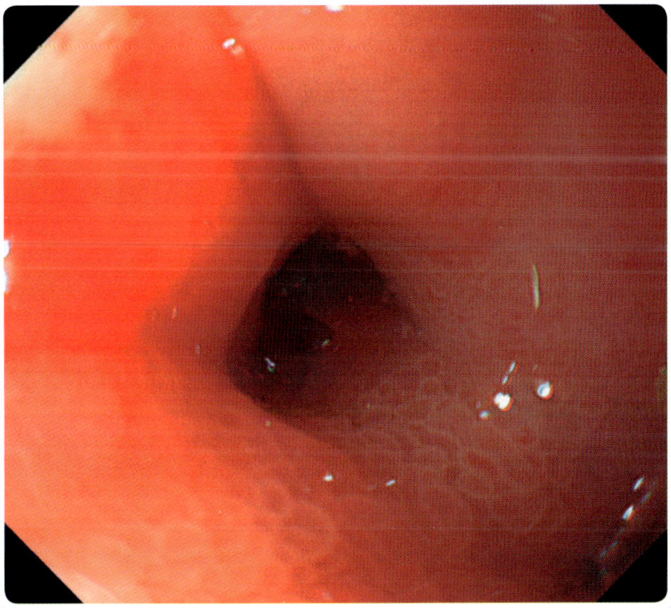

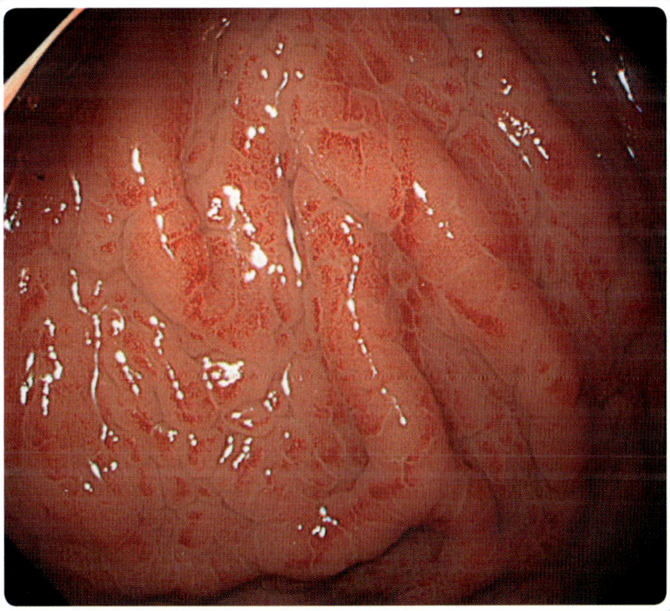

명치부의 통증과 구토로 내원하여 *H. pylori* 감염이 진단된 17세 남자의 유문부와 기저부 소견이다. 십이지장 협착으로 인해 위내시경이 유문부를 통과할 수 없었으며, 기저부에서는 급성 활동성 감염을 시사하는 광범위한 발적이 관찰되었다. 제균 치료 후에 십이지장 구부의 협착과 증상은 호전된 상태이다.

참고문헌

1. Choi SH, Kim DM, Lee J, et al. Endoscopic characteristics of infection-associated peptic ulcers. Helicobacter 2017;22:e12427.

2. Han Y, Jung HK, Chang JY, et al. Identification of distinctive clinical significance in hospitalized patients with endoscopic duodenal mucosal lesions. Korean J Intern Med 2017;32:827-835.

3. Seo SI, Kim SJ, Kim HS, et al. Is there any difference in the eradication rate of *Helicobacter pylori* infection according to the endoscopic stage of peptic ulcer disease? Helicobacter 2015;20:424-430.

4. Talebi Bezmin Abadi A, Perez-Perez G. Role of dupA in virulence of *Helicobacter pylori*. World J Gastroenterol 2016;22:10118-10123.

5. Wang MY, Shao C, Li J, Yang YC, et al. *Helicobacter pylori* with the intact dupA cluster is more virulent than the strains with the Incomplete dupA cluster. Curr Microbiol 2015;71:16-23.

연습문제 2-11

급성 활동성 *H. pylori* 감염이 진단된 십이지장궤양 환자에서 관찰될 가능성이 가장 높은 분문부 소견은?

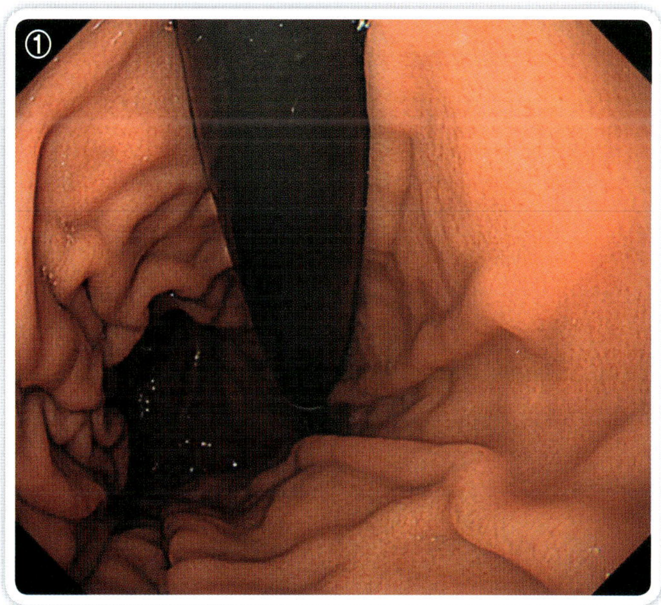

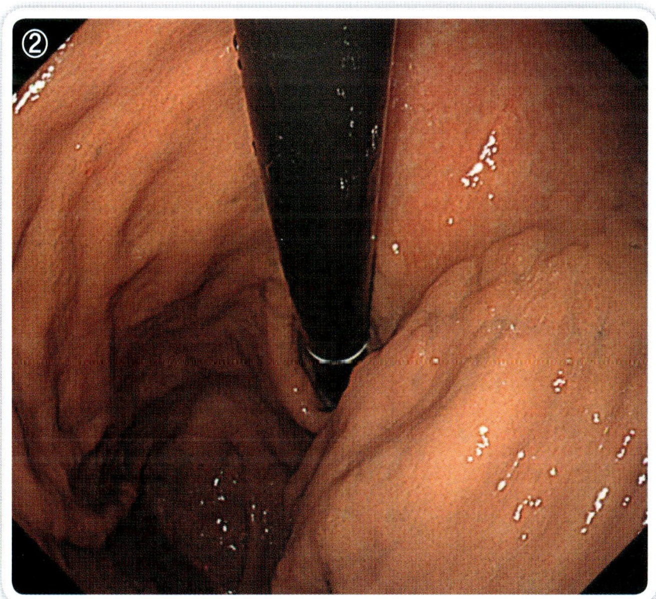

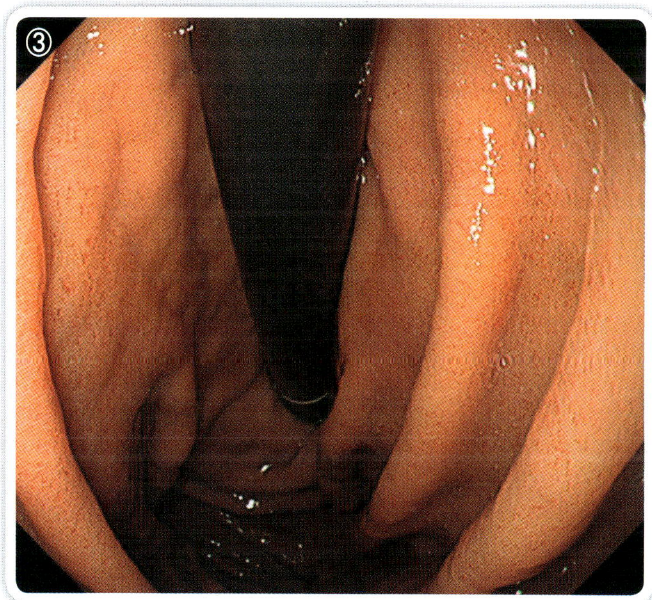

해답 ③

해설 ③번은 광범위한 발적으로 보이는 급성 활동성 감염 시의 소견이다. ①번은 감염력이 없는 미감염자에서 관찰되는 정상 위점막 소견이다. ②번은 위축성 위염이 분문부까지 진행된 만성 위염 소견이다.

2-12 대리석 모양

요점 정리

- *H. pylori*가 아닌 *Helicobacter* 속 (genus)에 속하는 다른 종 (species)에 감염되면 위각에서 경미한 위축성 변화가 보일 수 있다. 이를 흰 대리석 모양 (white-marbled appearance) 또는 서리내린 모양 (shimofuri appearance)이라고 한다.
- 사람의 위에 염증을 유발하는 non-*H. pylori Helicobacter*로는 *H. suis, H. bizzozeronii, H. salomonis, H. bovis, H. heilmanni*가 있으며, 대부분 *H. pylori*보다 약한 위염을 유발한다.
- *H. suis*는 *H. pylori*처럼 결절성 위염이나 위 말트림프종을 유발할 수 있다.

Non-*H. pylori Helicobacter* (NHPH) 중에서 인체에서 소화성 궤양이나 위암을 유발하는 종은 *H. suis* (주숙주: 돼지, 원숭이), *H. bizzozeronii* (사람, 개, 고양이, 여우), *H. salomonis* (개, 고양이, 토끼), *H. bovis* (소), *H. felis* (고양이, 개, 토끼, 치타), *H. heilmanni* (사람, 개, 고양이), *H. mustalae* (족제비, 밍크) 등이 있다. 이 중에서 *H. suis*는 결절성 위염이나 말트림프종과 연관이 있고, *H. heilmannii*나 *H. mustalae*는 위선암과 연관이 있을 것으로 추정된다.

NHPH는 *H. pylori*보다 길고 편모가 많아서 병리 검사에서 흔히 양성으로 보고된다. 그러나 요소분해효소 (urease) 생성량이 적어서 요소호기검사 (urea breath test; UBT)나 급속 요소분해효소 검사 (rapid urease test; CLO test)에서는 음성으로 보고되는 경우가 많다. 따라서 UBT와 CLO에서는 음성 소견을 보이지만, 병리 검사결과에서만 *H. pylori* 양성 소견을 보이면 NHPH 감염을 의심해야 한다.

그림 2-12-1

***H. heilmanni* 균이 검출된 감염자의 위각**

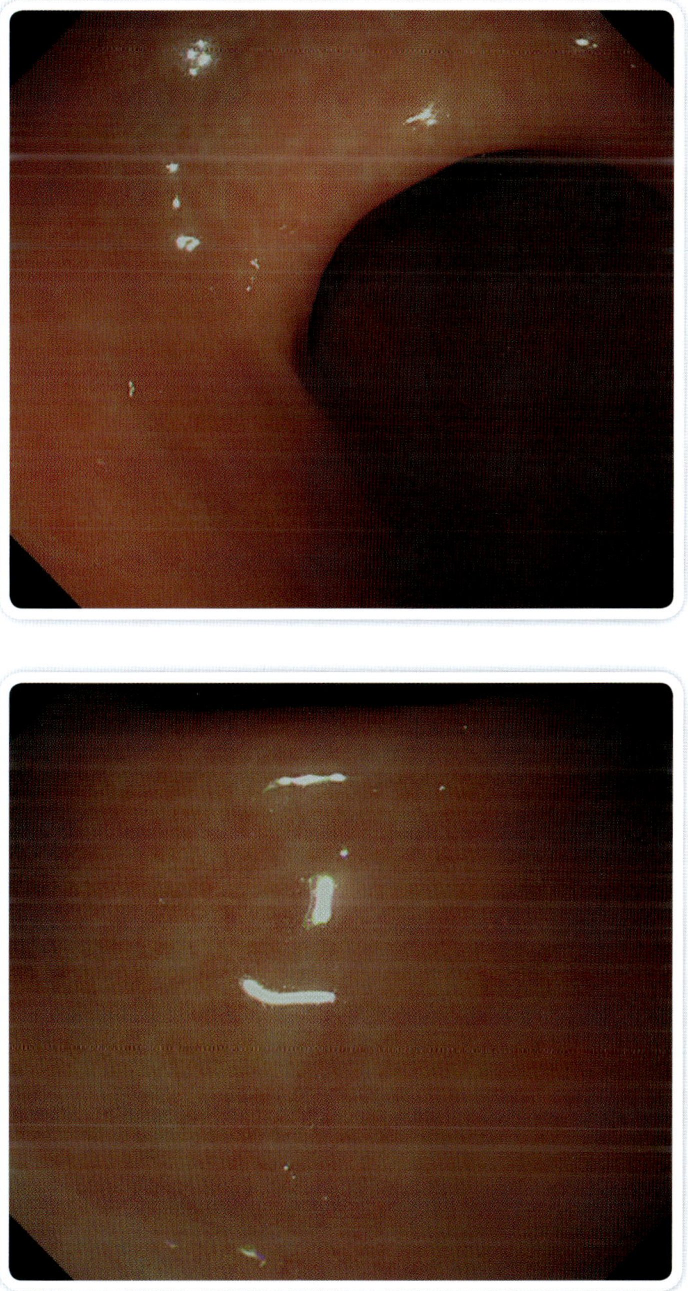

Non-*H. pylori Helicobacter* 감염은 *H. pylori* 감염처럼 심한 위축성 변화를 유발하지 않는다. 위각에서 관찰되는 경미한 위축성 위염을 대리석 모양 또는 서리내린 모양이라고 부른다.

그림 2-12-2

*H. suis*와 *H. pylori*가 동시에 검출된 감염자에서 진단된 결절성 위염

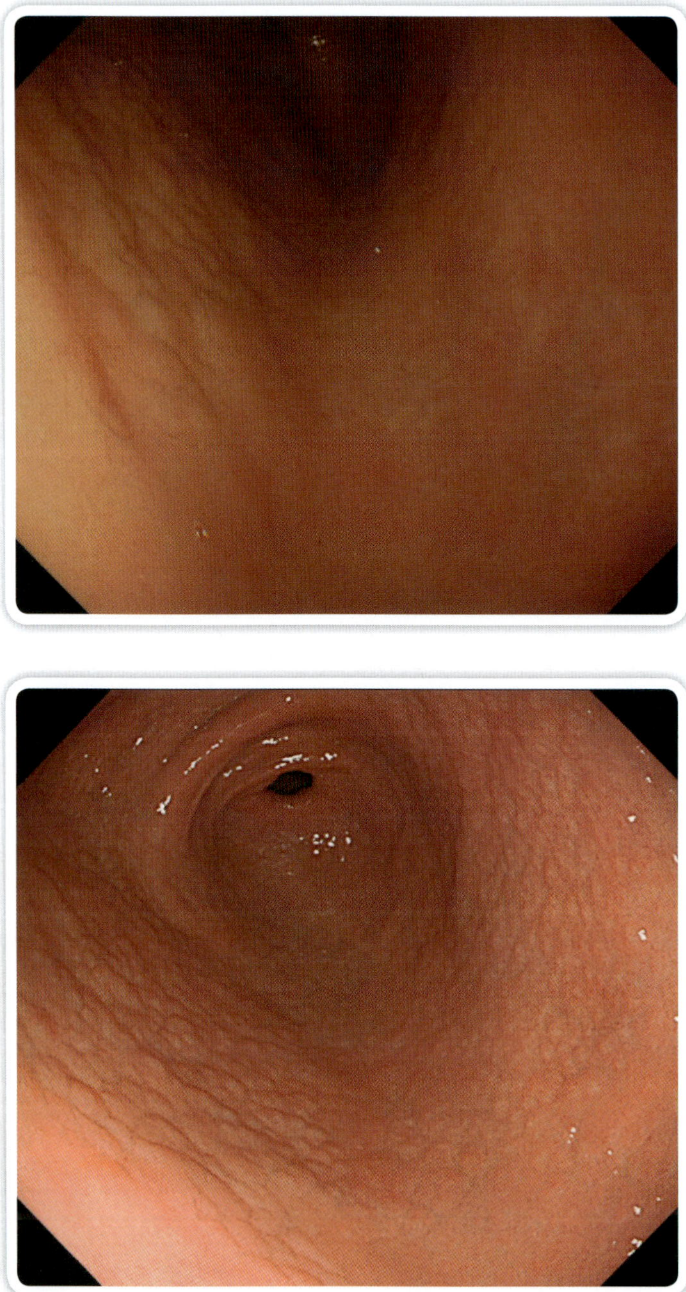

*H. suis*는 결절성 위염이나 말트림프종을 유발할 수 있다고 알려졌으나, *H. pylori* 균과 공존하는 경우가 많아서 정확한 인과관계를 증명하기가 어렵다.

참고문헌

1. Baele M, Pasmans F, Flahou B, et al. Non-*Helicobacter pylori Helicobacters* detected in the stomach of humans comprise several naturally occurring *Helicobacter* species in animals. FEMS Immunol Med Microbiol 2009;55:306-313.
2. Nakagawa S, Shimoyama T, Nakamura M, et al. The resolution of *Helicobacter suis*-associated gastric lesions after eradication therapy. Intern Med 2018;57:203-207.
3. Seo TH, Lee SY, Uchida T, et al. The origin of non-*H. pylori*-related positive Giemsa staining in human gastric biopsy specimens: A prospective study. Digest Liver Dis 2011;43:23-27.
4. Shiratori S, Mabe K, Yoshii S, et al. Two cases of chronic gastritis with non-*Helicobacter pylori Helicobacter* infection. Intern Med 2016;55:1865-1870.
5. Van den Bulck K, Decostere A, Baele M, et al. Identification of non-*Helicobacter pylori* spiral organisms in gastric samples from humans, dogs, and cats. J Clin Microbiol 2005;43:2256-2260.

연습문제 2-12

위조직검사 검체로 시행한 Giemsa 염색에서 양성 소견을 보였으나, CLO test와 혈청검사 (anti–*H. pylori IgG*)에서 음성 소견을 보인 사람의 전정부 소견이다. 위내 세균총 분석에서 *H. suis* 균이 검출되었을 때, 급성 활동성 감염을 시사하는 내시경소견은?

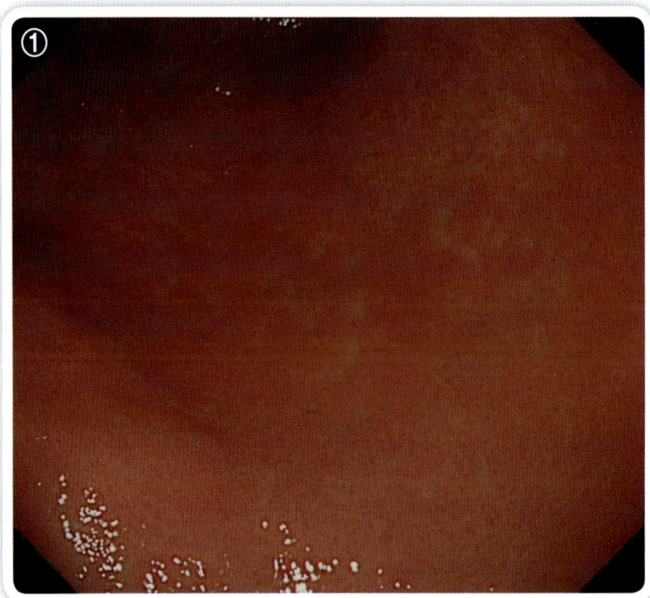

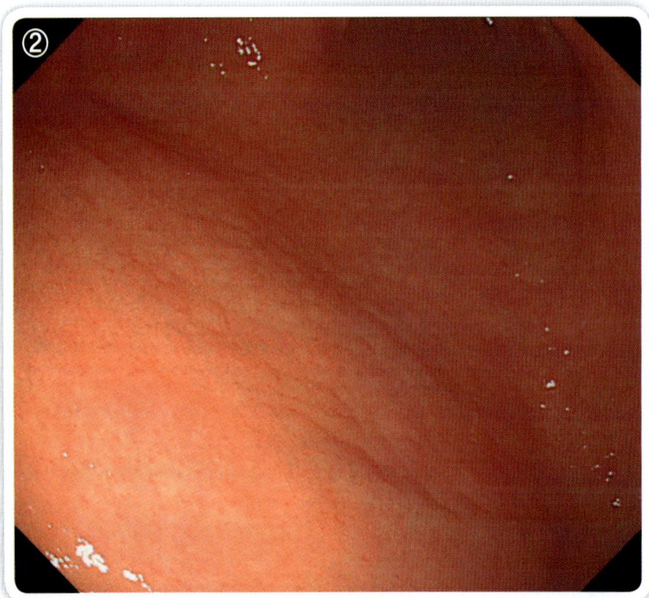

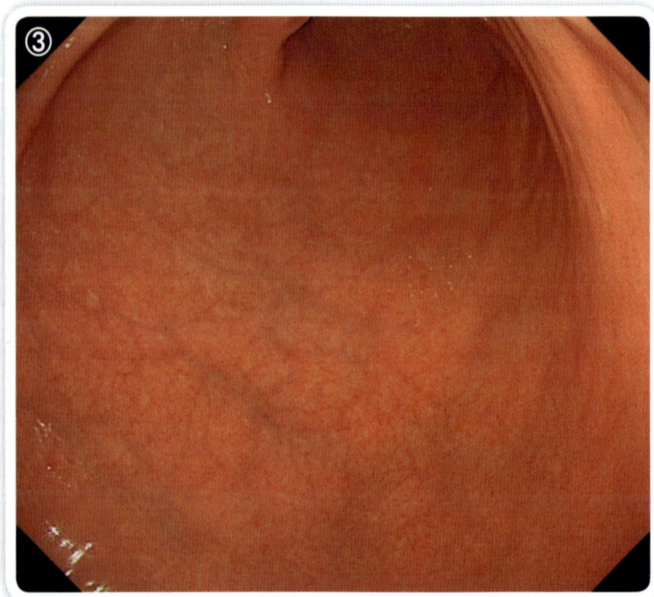

해답 ②

해설 *H. suis* 감염은 결절성 위염과 저위도 위 말트림프종과 연관이 있다고 알려졌으므로, 답은 결절성 위염이 보이는 ②번이다. ①번은 만성이나 과거 *H. pylori* 감염자에서 관찰될 수 있는 위축성 및 화생성 위염으로, *H. suis*는 *H. pylori*처럼 심한 만성 위염을 유발하지 못한다. ③번은 미감염자에서 흔한 균일한 혈관상과 선상 발적이다.

CHAPTER

03

헬리코박터 과거 감염자의 내시경소견

3-1 균일한 혈관상

요점 정리

- 일부 과거 감염자들은 제균 치료 후에 위점막이 회복되어 추적검사 시 위내시경소견이나 혈청 펩시노겐 수치가 미감염자처럼 정상 소견을 보인다.
- 만성 위염이 있어도 제균 치료 후에 균일한 혈관상이 관찰될 수 있다.

H. pylori 감염으로 인해 위점막이 손상되기 전에 제균 치료를 할 경우, 육안적으로는 정상 위점막의 내시경소견처럼 보이는 경우도 흔하다. 제균 치료 후에도 쉽게 회복되지 않는 선종이나 선암 등의 종양성 병변이나 심한 염증을 제외하고는, 제균 치료 시 위암의 위험성이 유의하게 감소한다. 또한, 한 사람의 위 안에서도 각기 다른 다양한 위암화 과정이 여러 부위에서 동시에 진행되므로, 몇 개의 조직검사 소견만으로 위 전체 상태를 판단할 수 없다. 그래서 최근에는 만성 위염이 심한 경우에도 함부로 "point of no return"이라고 단정하지 않고, "increased risk of intestinal-type gastric cancer"라고 기재한다.

그림 3-1-1

위선종에 대한 내시경적 절제술과 *H. pylori* 제균 치료를 받은 과거 감염자의 위내시경소견

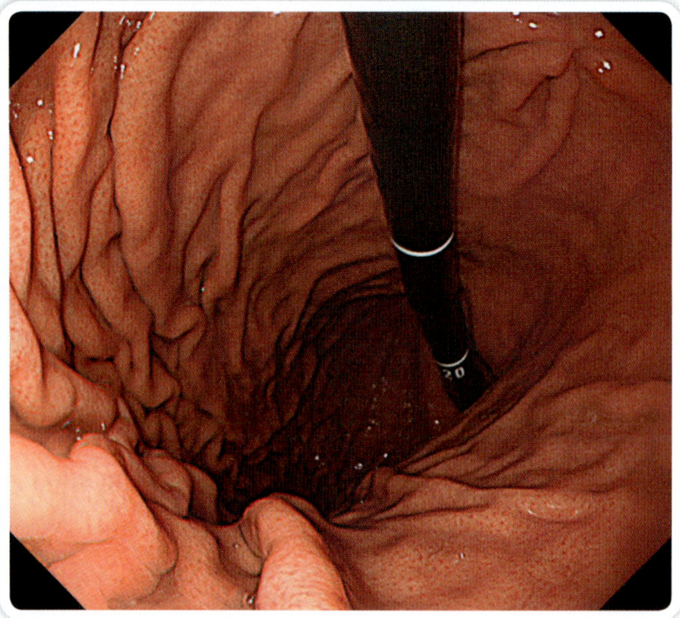

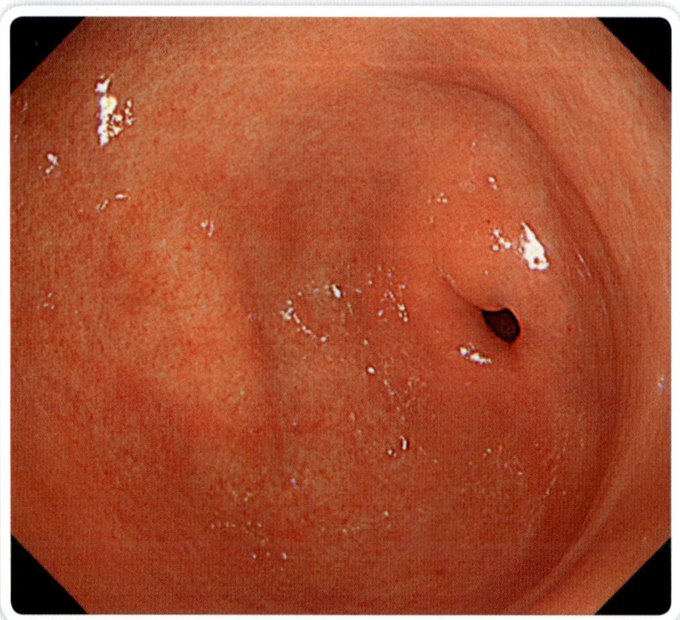

1년 전에 체부의 소만측에서 위 선종이 진단되어 내시경적 절제술과 제균 치료를 시행했던 환자로, 위 사진의 1시 방향에 과거 절제한 위치에서 인공 궤양 흔적이 관찰된다. 체부와 전정부 모두에서 균일한 혈관상이 회복되었다. 하지만 자세히 보면 위선의 개구부가 확장되어 있어서 미감염자에서 관찰되는 새 발자국 모양의 건강한 혈관상의 모양과 다르다.

그림 3-1-2

제균 치료 후에 균일한 혈관상을 보인 55세 남자

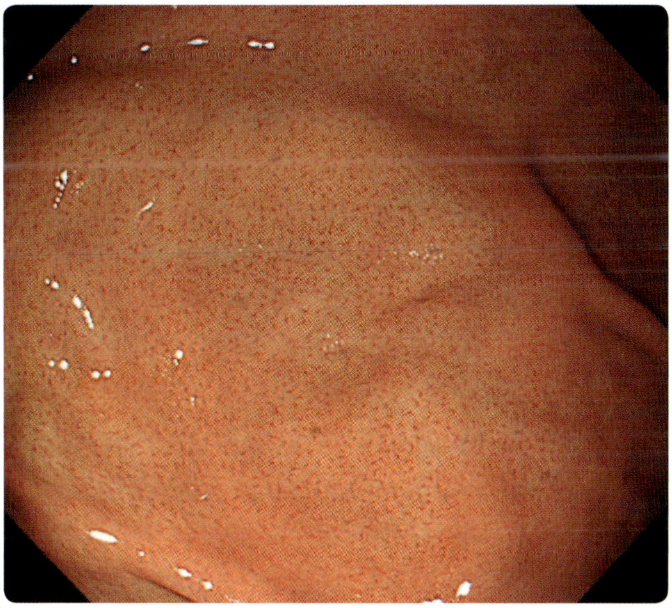

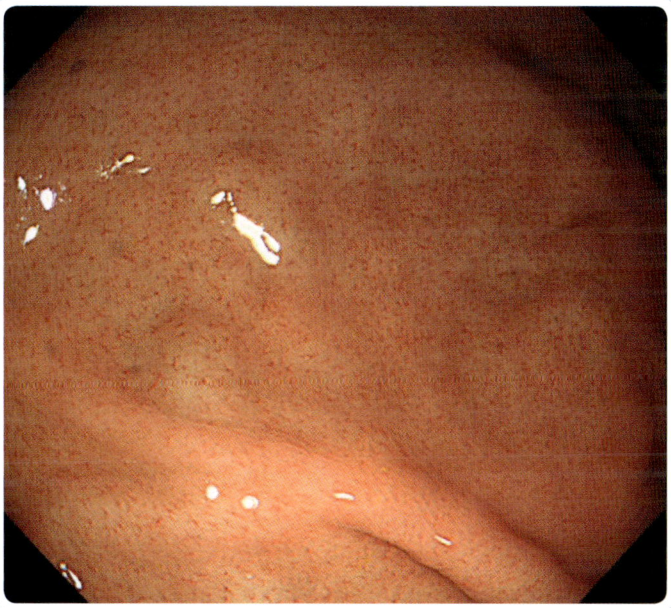

기저부까지 균일한 혈관상이 회복되어 위내시경소견만으로는 과거 감염자임을 판단하기 어렵다. 그러나 앞의 증례처럼 위선의 개구부가 확장되어 있어서 미감염자의 건강한 혈관상과 다른 cone-shaped gastric pit라는 것을 알 수 있다. 이러한 콘 모양의 혈관상은 경도의 염증세포 침윤이 있는 *H. pylori* 감염자에서 흔히 관찰된다.

제균 치료 후의 위점막 분비능 회복은 혈청 펩시노겐 (pepsinogen, PG) 수치로도 확인할 수 있다. PG I은 기저부에서만 생성되므로, 혈청 PG I 수치와 PG I/II 비가 PG I $<$ 70 ng/mL와 PG I/II $<$ 3.0인지를 확인하면, 기저부 손상 여부를 판단할 수 있다. PG II은 위 전체에서 생성되므로, 위점막이 회복되면 15 ng/mL 전후로 측정된다. 제균 치료 성공 후의 위점막 회복 정도는 치료 전의 위점막 손상 상태에 따라서 다르다. 위점막에 위축성이나 화생성 변화가 아닌, 호중구나 단핵구가 주로 침윤된 급성 활동성 감염 시기에 제균 치료를 하면 위점막이 정상으로 회복될 가능성이 높다.

그림 3-1-3

H. pylori 감염자와 과거 감염자에서 관찰되는 콘 모양의 위선와 (cone-shaped gastric pit)

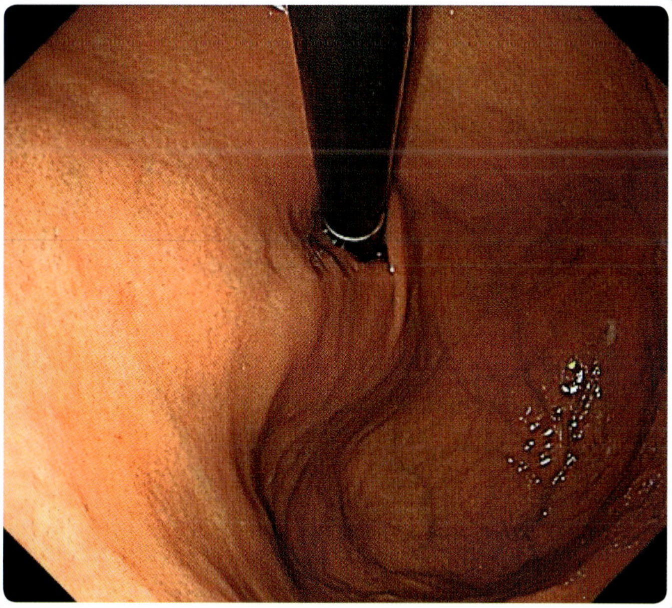

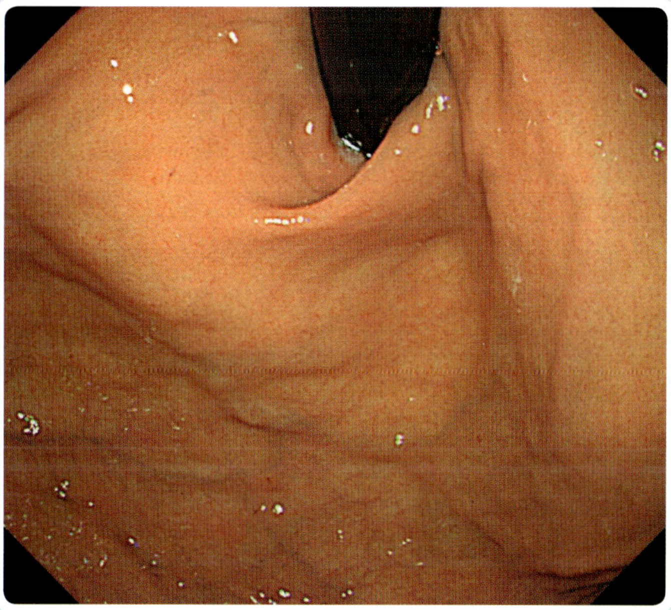

H. pylori 감염자나 과거 감염자는 RAC가 파괴된 구조를 보인다. 비교적 규칙적인 구조를 보이는 경우에도 미세한 새발자국 모양의 혈관상 대신 위선의 개구부가 확장된 콘 모양의 위선와를 보이는 경우가 많다.

그림 3-1-4

H. pylori 감염자와 미감염자의 위각 소견의 비교

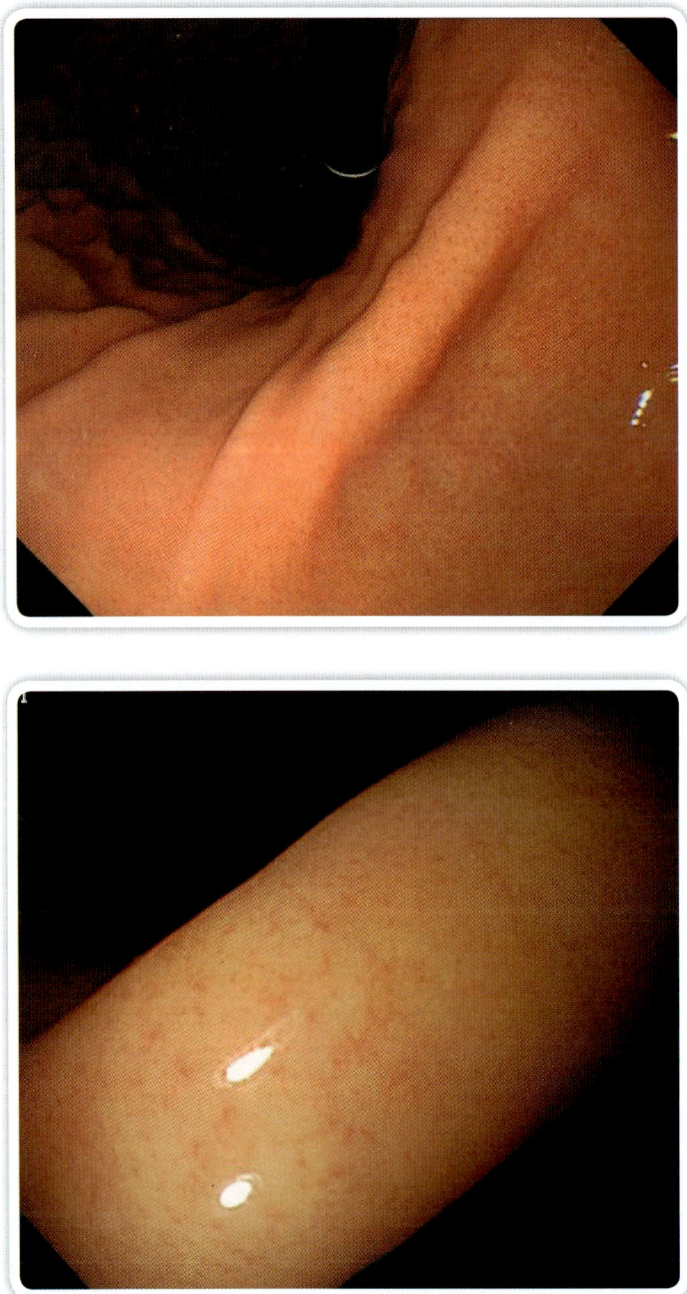

위 사진은 RAC 음성인 감염자의 위각이고, 아래 사진은 RAC 양성인 미감염자의 위각이다. 감염자의 위각에서는 균일한 혈관상 대신 위선의 개구부가 확장된 콘 모양의 선와 (cone-shaped gastric pit)가 관찰된다. 반면에 미감염자의 위각에서는 연기처럼 피어오르는 미세혈관상이 뚜렷하게 보여서 RAC로 진단할 수 있다.

참고문헌

1. Choi HS, Lee SY, Kim JH, et al. Combining the serum pepsinogen level and *Helicobacter pylori* antibody test for predicting the histology of gastric neoplasm. J Dig Dis 2014;15:293-298.
2. Cho JH, Chang YW, Jang JY, et al. Close observation of gastric mucosal pattern by standard endoscopy can predict *Helicobacter pylori* infection status. J Gastroenterol Hepatol 2013;28:279-284.
3. Hwang YJ, Kim N, Lee HS, et al. Reversibility of atrophic gastritis and intestinal metaplasia after *Helicobacter pylori* eradication - a prospective study for up to 10 years. Aliment Pharmacol Ther 2018;47:380-390.
4. Katake Y, Ichikawa K, Fujio C, et al. Irregular arrangement of collecting venules (IRAC) provides a critical endoscopic insight in *Helicobacter pylori*-induced gastritis: A secondary publication. Biomed Rep 2013;1:23-27.
5. Tongtawee T, Kaewpitoon S, Kaewpitoon N, et al. Correlation between gastric mucosal morphologic patterns and histopathological severity of *Helicobacter pylori* associated gastritis using conventional narrow band imaging gastroscopy. Biomed Res Int 2015;2015:808505.
6. Toyokawa T, Suwaki K, Miyake Y, et al. Eradication of *Helicobacter pylori* infection improved gastric mucosal atrophy and prevented progression of intestinal metaplasia, especially in the elderly population: a long-term prospective cohort study. J Gastroenterol Hepatol 2010;25:544-547.

연습문제 3-1

10년 전에 제균 치료를 받은 과거 감염자들의 추적 위내시경 검사 소견으로 관찰될 수 있는 위각의 사진을 모두 고르시오.

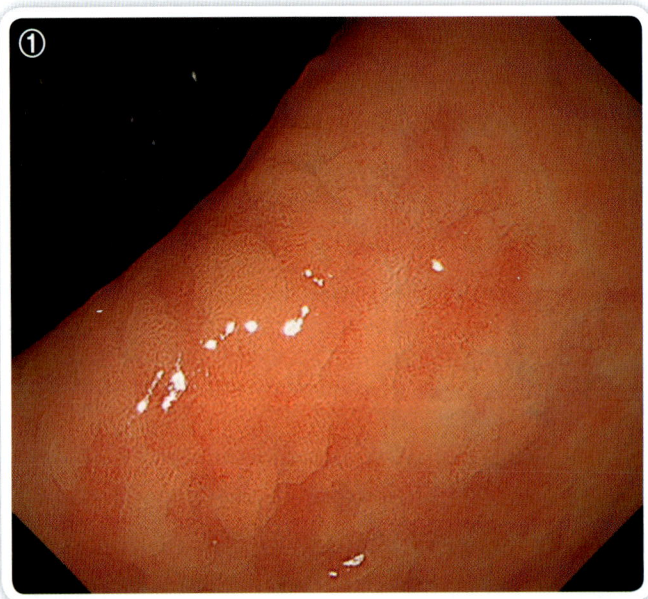

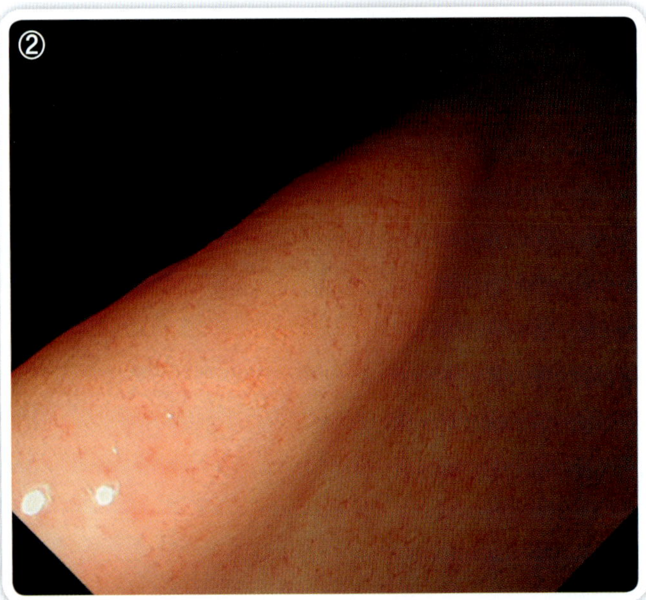

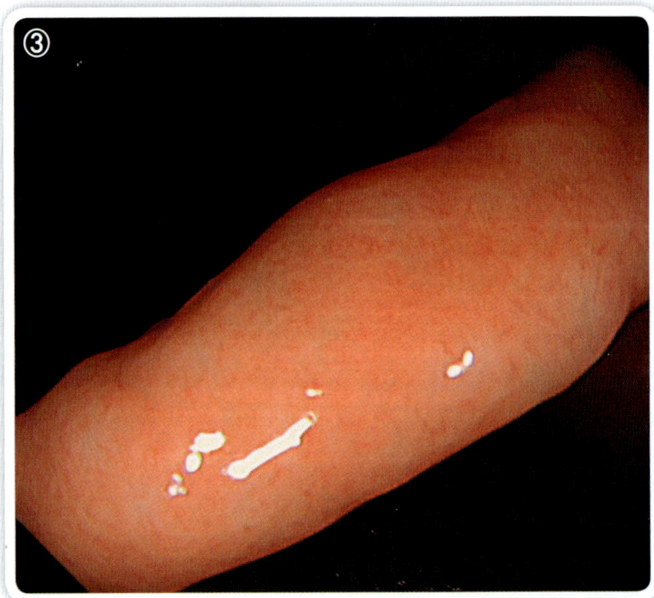

해답 ①, ②, ③

해설 제균 치료 후의 회복 정도는 치료 당시의 위축성 및 화생성 위염의 진행 정도에 따라서 다르기에 모두 가능하다. 나이가 어릴수록 균일한 혈관상으로 회복될 가능성이 높지만, 젊은 나이에도 장상피화생이 심한 경우에는 회복이 어렵다.

3-2 제균 직후의 식도염

요점 정리

- 제균 치료 후에 *H. pylori* 균이 사라지면 기저부의 위점막 분비능이 회복되면서 위산분비가 원활해진다.
- 지나친 위산분비로 일시적인 역류성 식도염이나 십이지장에서 미란이 관찰되는 경우가 있다.

만성 *H. pylori* 감염자의 위염이 기저부까지 진행된 경우, 벽세포 (parietal cell)가 손상되어 위산분비능이 감소된다. 제균 치료 성공 시 위점막 세포가 회복되면서 지나친 위산 분비로 인해 위식도 역류증이나 십이지장의 미란이 발생하기도 한다. 대부분은 일과성 식도염으로 저절로 호전되지만, 증상이 반복되면 위산억제제로 조절한다.

그림 3-2-1

제균 치료 후에 속쓰림증이 심해서 의뢰된 환자의 하부 식도 소견

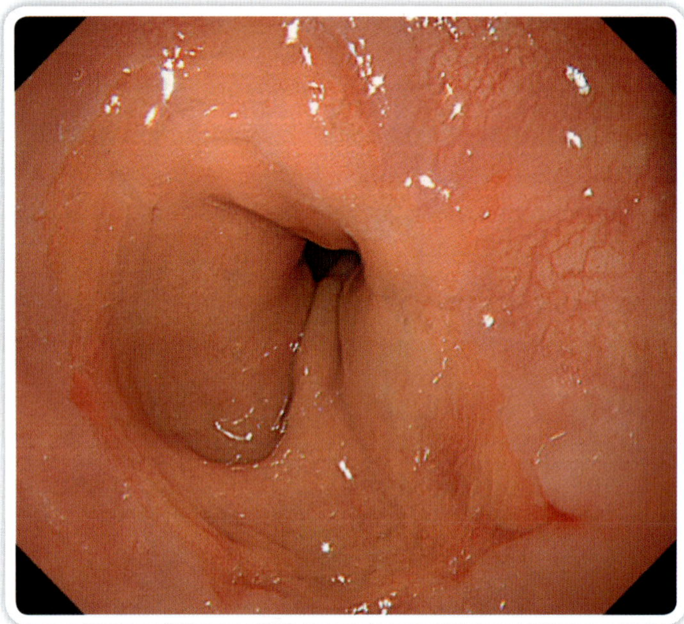

4시 방향에서 미란이 관찰되어 위식도역류증으로 진단하였다.

참고문헌

1. Iijima K, Koike T, Abe Y, et al. Alteration of correlation between serum pepsinogen concentrations and gastric acid secretion after *H. pylori* eradication. J Gastroenterol 2009;44:819-825.

2. Iijima K, Sekine H, Koike T, et al. Long-term effect of *Helicobacter pylori* eradication on the reversibility of acid secretion in profound hypochlorhydria. Aliment Pharmacol Ther 2004;19:1181-1188.

3. Koike T, Ohara S, Sekine H, et al. Increased gastric acid secretion after *Helicobacter pylori* eradication may be a factor for developing reflux oesophagitis. Aliment Pharmacol Ther 2001;15:813-820.

연습문제 3-2

다음 중 위산분비능이 항진되어 있을 것으로 추정되는 환자의 위각 소견은?

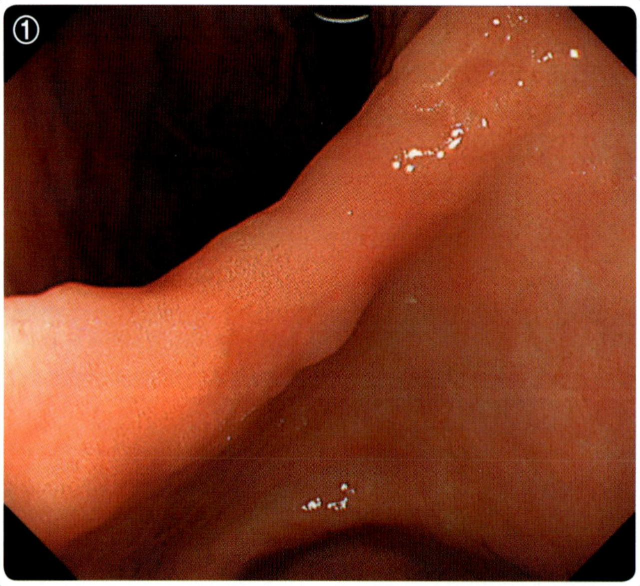

①

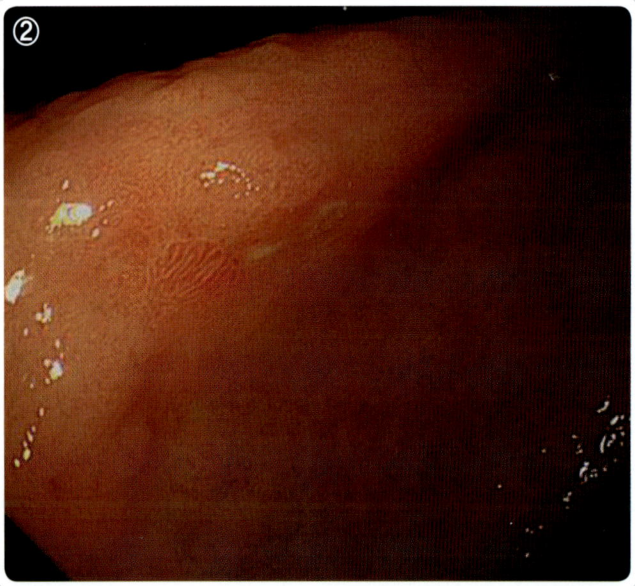

②

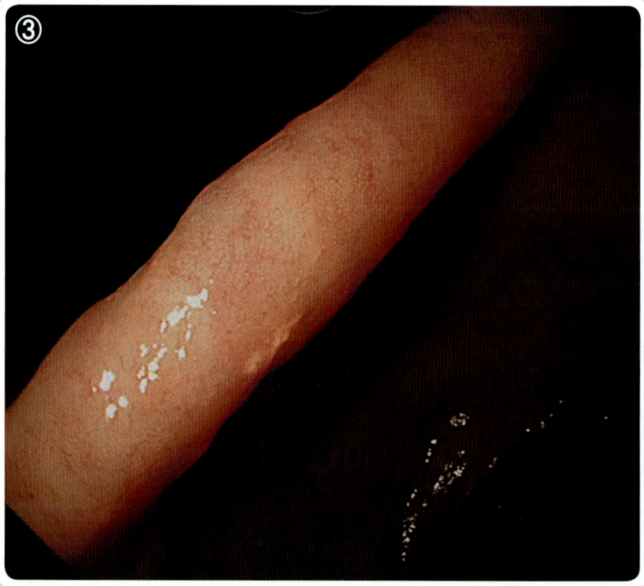

③

해답 ②

해설 ①번은 얼룩성 발적이 보이는 장상피화생 소견으로, 위산분비능은 감소한다. ②번은 치유기의 위궤양과 만성 위염 소견으로, 궤양이 없는 만성 감염자에 비해서 위산분비능이 상승한다. ③번은 황색종이 관찰되는 만성 위염 소견으로, 과거 감염으로 인해 위산분비능은 감소한다.

3-3 진행된 위축성 위염

요점 정리

- 체부 위축의 범위가 넓을수록 제균 치료 후에도 점막하 혈관상이 계속 투영될 가능성이 높으며, 징형 위임의 위험싱도 높다.
- 위축 경계선이 근위부로 올라가서 위주름소실까지 있는 경우에는 제균 치료 후에도 위축이 남을 가능성이 높다.

H. pylori 감염이 장기간 지속되면 호중구과 단핵구 침윤이 점차 위축성 및 화생성 위염으로 변해간다. 위내시경 검사 시 투영되는 점막하 혈관상과 정상 위점막의 경계인 위축 경계선 (atrophic border)이 체부로 상승하면서 위주름이 소실될수록, 제균 치료 후에도 회복될 가능성이 낮다. 체부의 위축성 위염의 범위가 넓을수록 제균 치료 후에 선종이나 장형 위암이 발생할 위험성도 상승한다.

그림 3-3-1

위축선 경계가 관찰되지 않는 개방형 위축성 위염

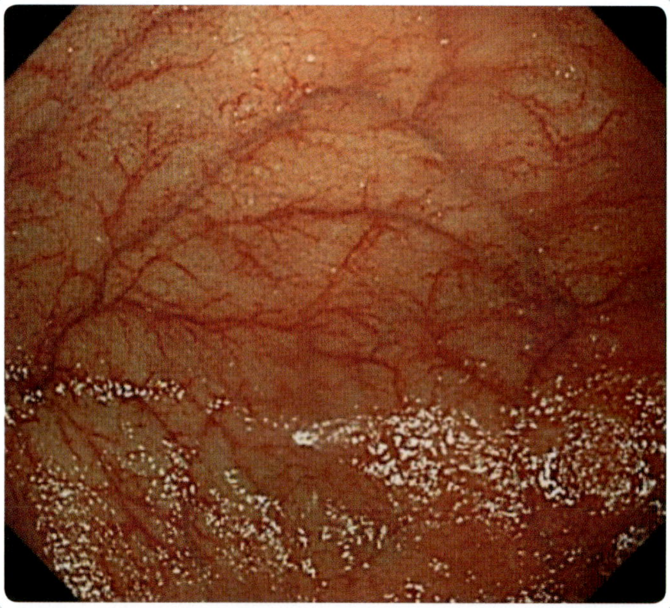

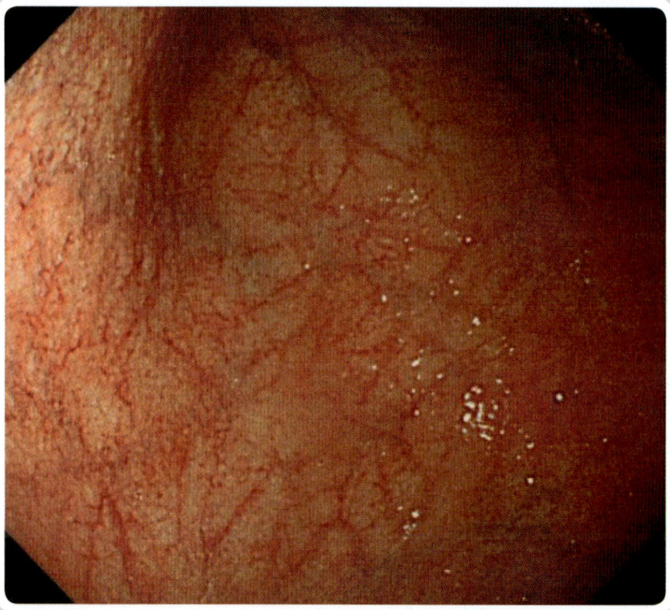

점막하 혈관상이 위 전체에서 관찰되는 진행된 위축성 위염은 제균 치료 후에도 쉽게 회복되지 않는다. 기저부 침범이 심하거나 위주름소실이 심할수록 회복될 가능성이 낮다.

그림 3-3-2

추적검사 중에 우연히 진단된 조기 위암

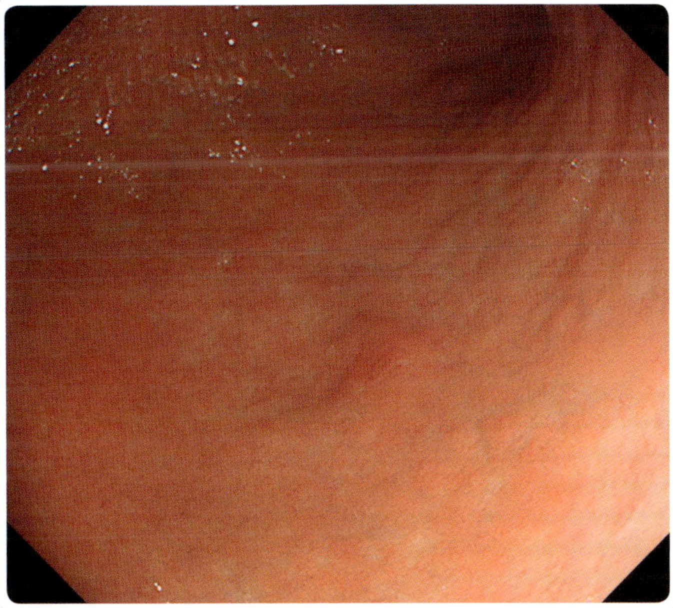

위축성 위염과 화생성 위염이 동반된 과거 감염자의 전정부 소견이다. 전정부의 원위부에서는 위축성 변화가, 근위부에서는 화생성 변화가 두드러진다. 3시 방향에서 IIa + IIc 모양의 조기위암이 관찰되며, 조직검사 소견은 분화도가 좋은 선암 (well-differentiated adenocarcinoma)이었다. 내시경적 절제술 후, 재발 없이 추적관찰 중이다.

위축성 위염은 화생성 위염과 흔히 동반된다. 장상피화생이 없는 위축성 위염은 섬유화로 인한 선의 위축에 불과하지만, 장상피화생이 동반된 위축성 위염은 체부에서 가성 유문부 화생성 변화 (pseudo-pyloric metaplasia)를 보인다. 이를 spasmolytic polypeptide-expressing metaplasia (SPEM)이라고 하며, 전암성 병변이므로 제균 치료 후에도 정기적인 추적검사가 필요하다.

그림 3-3-3

위축성 위염이 심한 상태에서 화생성 위염이 얼룩성 발적으로 보이는 경우

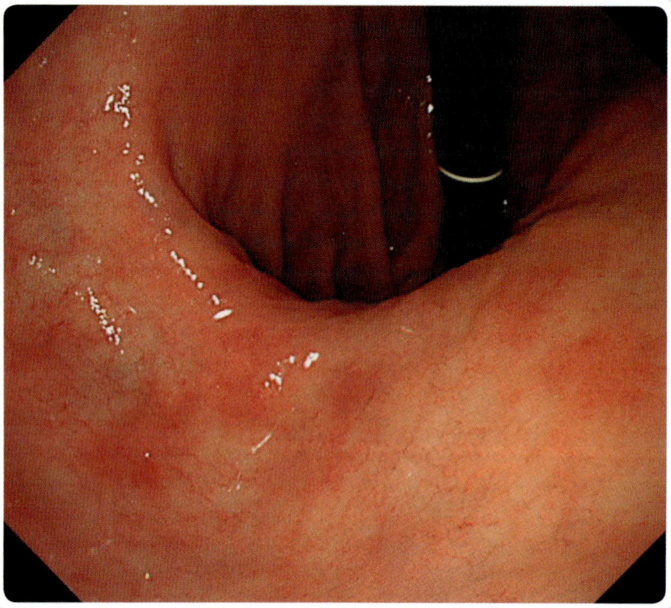

점막하 혈관상이 광범위하게 관찰된 위축성 위염 환자로, 장상피화생 변화가 동반된 부분들이 발적으로 관찰된다.

참고문헌

1. Bae SE, Choi KD, Choe J, et al. The effect of eradication of *Helicobacter pylori* on gastric cancer prevention in healthy asymptomatic populations. Helicobacter 2018;23:e12464.

2. Kamada T, Haruma K, Ito M, et al. Time trends in *Helicobacter pylori* infection and atrophic gastritis over 40 years in Japan. Helicobacter 2015;20:192-198.

3. Masuyama H, Yoshitake N, Sasai T, et al. Relationship between the degree of endoscopic atrophy of the gastric mucosa and carcinogenic risk. Digestion 2015;91:30-36.

4. Tahara T, Shibata T, Horiguchi N, et al. A possible link between gastric mucosal atrophy and gastric cancer after *Helicobacter pylori* eradication. PLoS One 2016;11:e0163700.

5. Toyoshima O, Yamaji Y, Yoshida S, et al. Endoscopic gastric atrophy is strongly associated with gastric cancer development after *Helicobacter pylori* eradication. Surg Endosc 2017;31:2140-2148.

연습문제 3-3

다음 *H. pylori* 감염성 위염 소견 중에서 성공적인 제균 치료 후에도 내시경 검사 시 지속적으로 관찰될 가능성이 가장 높은 소견은?

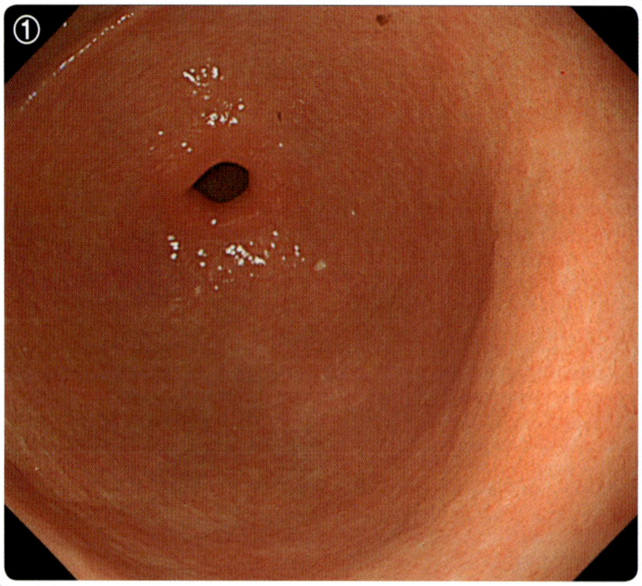

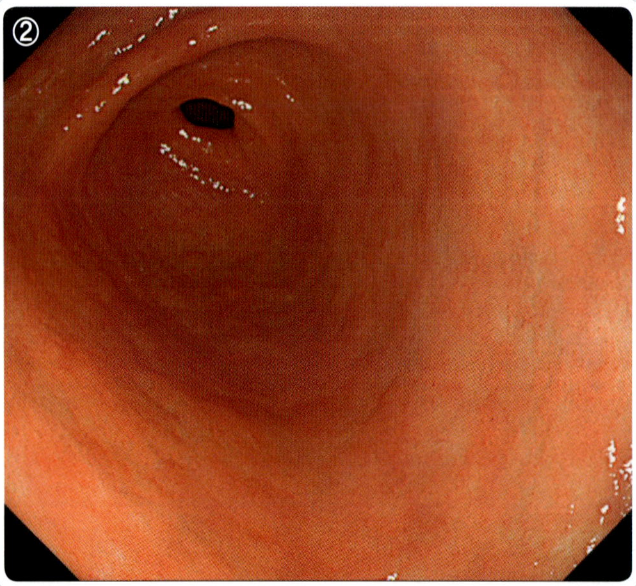

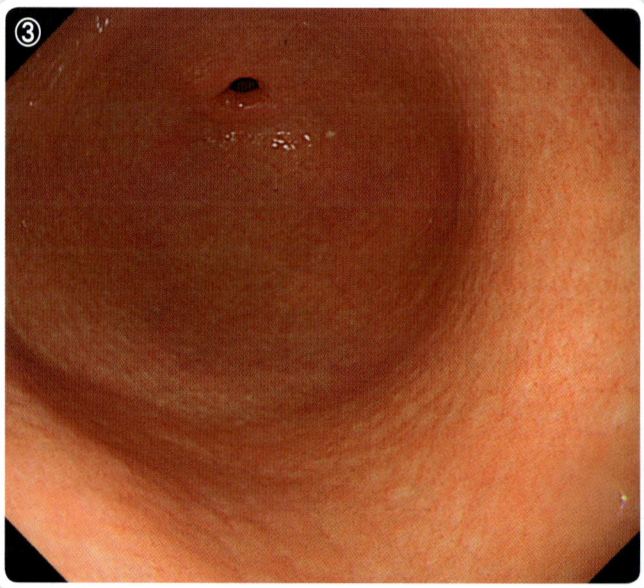

해답 ②

해설 ①번과 ③번은 위축성 변화가 발생하기 전 단계의 결절성 위염 소견으로, 제균 치료 성공 시 수개월 후에는 균일한 혈관상으로 회복될 가능성이 높다. ②번은 얼룩성 발적 소견으로, 장상피화생 중 일부는 제균 치료 후에도 회복되지 않는다.

3-4 진행된 화생성 위염

요점 정리

- 지도상 발적은 제균 치료 후에도 계속 관찰될 수 있는 장상피화생 소견이다.
- 지도상 발적 중 일부는 크기가 커지면서 선종이나 선암으로 진행하므로, 큰 발적이 있으면 조직검사로 확인한다.

화생성 위염도 위축성 위염처럼 제균 치료를 하면 위암이 발생할 위험성이 유의하게 감소한다. 따라서 장상피화생이 진단되어도 제균 치료를 해야 한다. 장형 위암이 발생하더라도 대부분은 천천히 자라는 분화도가 좋은 선암이므로, 다소 늦게 발견되어도 예후가 크게 다르지 않다. 따라서 제균 치료 후에 잦은 추적검사를 하는 것은 바람직하지 않다.

화생성 위염이 있는 과거 감염자에서 위암이 발생할 경우, 지도상 발적에서 발생하는 경향이 있다. 따라서 지도상 발적 중 유독 커지는 것이 있으면, 선종이나 장형 위암이 발생했는지 조직검사로 확인해야 한다.

그림 3-4-1

제균 치료 후에도 관찰되는 지도상 발적

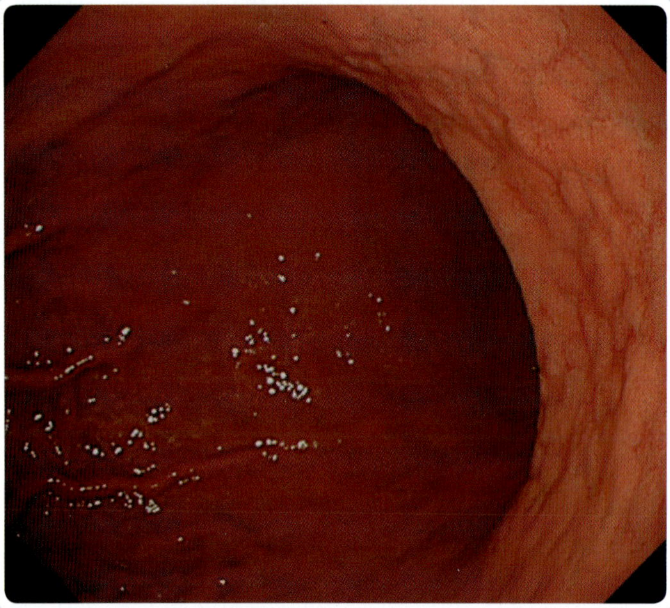

장상피화생 변화가 지속적으로 관찰되었으나, 선종이나 선암은 발견되지 않았다. 2년 간격으로 추적검사를 하면서 경과관찰 중이다.

그림 3-4-2

융기형 미란으로 오진하기 쉬운 화생성 위염

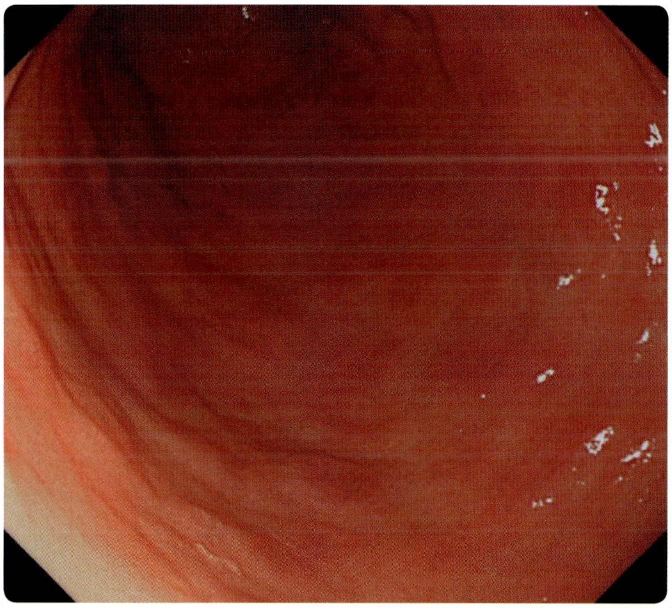

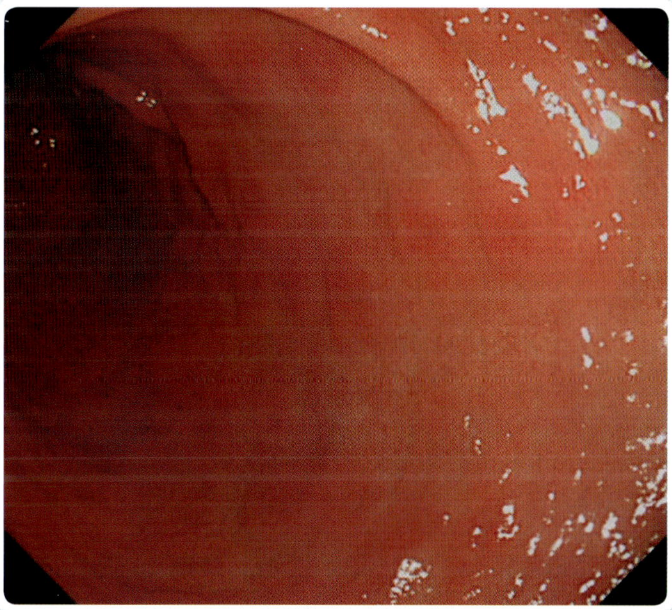

조직검사에서 장상피화생이 진단된 85세 남자의 전정부 소견이다. 과거 감염자에서 흔한 화생성 위염 소견 중 하나인 지도상 발적으로 진단하였다. 교토 분류에서는 혼선을 막기 위해서 더 이상 미란성 위염이나 표재성 위염이라는 진단명을 사용하지 않는다. 이 증례는 미란성 위염이 아니라, 지도상 발적으로 관찰되는 과거 감염자의 화생성 위염 소견이다.

표 3-4-1 지도상 발적과 융기형 미란을 감별하는 요령

	지도상 발적	융기형 미란
원인	*H. pylori* 감염으로 인한 장상피화생 변화	위산과다분비로 인한 점막손상
H. pylori 감염	과거 감염 > 만성 감염	미감염 > 일부 급성 감염 (활동성 *H. pylori* 감염자에서 위내 pH가 낮을 때)
위치	전정부에서 시작해서 체부로 진행	전정부에만 국한
모양	발적이 함몰되어 있음	발적이 융기되어 있음
발적의 균일성	대체로 균일하지 않음	균일한 모양과 크기
위산 분비능	감소	증가
위암 발생 위험성	장형 위암 증가	없음

그림 3-4-3

발적으로 보이는 화생성 위염에서 진단된 선종

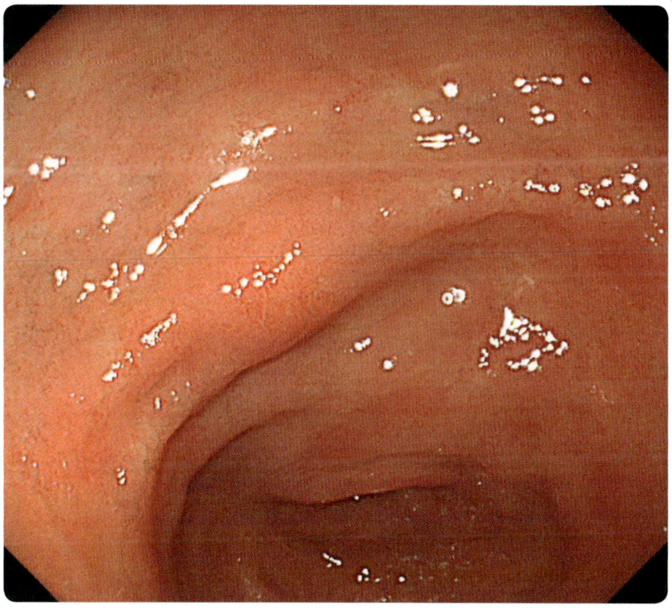

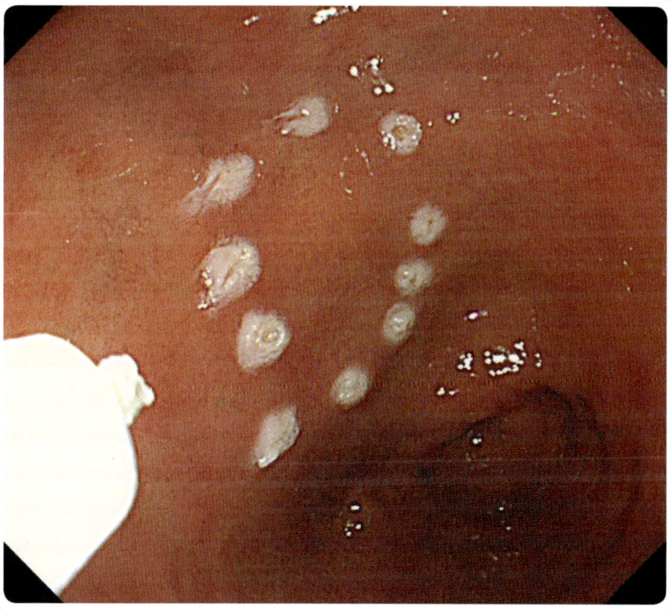

화생성 위염 환자의 전정부에서 관찰된 다발성 발적 중 융기된 발적에서 조직검사한 결과, 선종으로 진단되어 내시경적 절제술을 시행하였다. 화생성 위염의 경우, 유독 큰 발적이 있으면 선종으로 진행했는지 조직검사로 확인한 뒤, 절제해야 장형 위암으로 진행하는 것을 예방할 수 있다.

참고문헌

1. Genta RM, Sonnenberg A. Characteristics of the gastric mucosa in patients with intestinal metaplasia. Am J Surg Pathol 2015;39:700-704.
2. Maehata Y, Nakamura S, Esaki M, et al. Characteristics of primary and metachronous gastric cancers discovered after *Helicobacter pylori* eradication: a multicenter propensity score-matched study. Gut Liver 2017;11:628-634.
3. Moribata K, Iguchi JK, Nakachi K, et al. Endoscopic features associated with development of metachronous gastric cancer in patients who underwent endoscopic resection followed by *Helicobacter pylori* eradication. Dig Endosc 2016;28:434-442.
4. Nomura S, Terao S, Adachi K, et al; Research Group for Establishment of Endoscopic Diagnosis of Chronic Gastritis. Endoscopic diagnosis of gastric mucosal activity and inflammation. Dig Endosc 2013;25:136-146.
5. Shichijo S, Hirata Y, Sakitani K, et al. Distribution of intestinal metaplasia as a predictor of gastric cancer development. J Gastroenterol Hepatol 2015;30:1260-1264.

연습문제 3-4

위산분비능이 손상된 *H. pylori* 감염자에서 관찰될 수 있는 소견은?

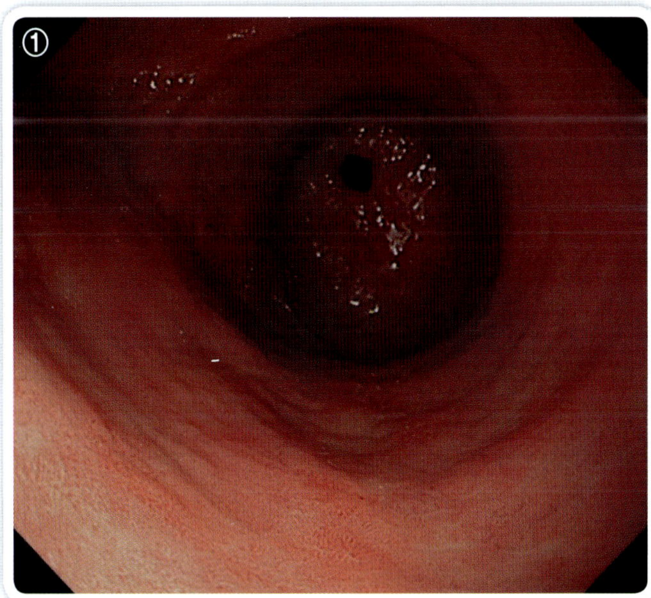

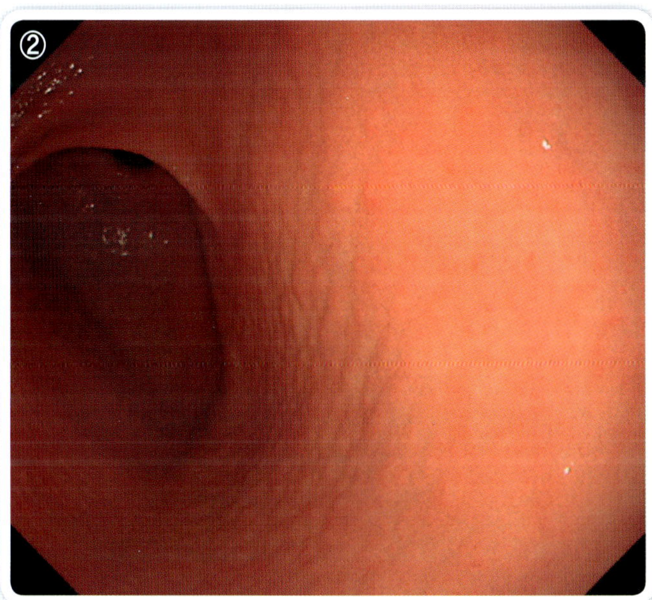

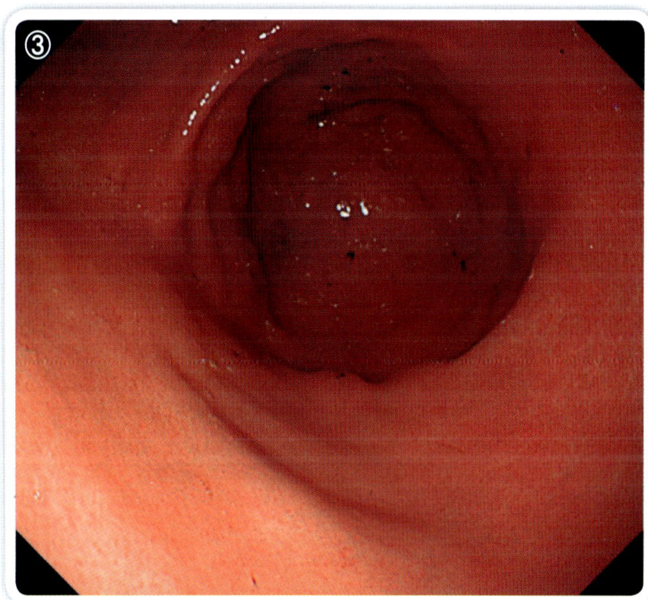

해답 ①

해설 ①번은 얼룩성 발적이 관찰되는 화생성 위염 소견으로, 만성 감염이나 과거 감염 시에 관찰된다. ②번은 결절성 위염으로 활동성 감염으로 인해 위산분비능은 상승된다. ③번은 헤마틴과 융기형 미란이 동반된 경우로, 감염 여부와 무관하게 위산분비가 왕성할 때 관찰되는 소견이다.

3-5 황색종

요점 정리

- 황색종은 *H. pylori* 감염으로 인한 조직구의 응집으로 구성된다.
- 제균 치료를 해도 정상화되지 않는 비가역적인 병변으로, 과거 감염을 시사하는 대표적인 소견이다.
- 드물게 *H. pylori* 감염과 함께 진단되는데, 재감염된 과거 감염자로 간주하고 제균 치료해야 한다.

H. pylori 감염이 장기간 지속되면 응집된 조직구 (histiocyte)가 노란색 반점으로 관찰되곤 하는데, 이를 황색종 (xanthoma)이라고 한다. 황색종은 비가역적인 병변으로, 제균 치료 후에 더 증가하기도 한다. 따라서 만성 감염자보다는 과거 감염자에서 더 흔하다. 황색종이 보일 경우, 장형 위암의 위험성은 상승하지만, 황색종 자체에서 위암이 발생하는 경우는 매우 드물다. 따라서 발견되는 모든 황색종을 선종처럼 다 절제할 필요는 없으며, 경과관찰만 한다. 간혹 제균 치료 후에 추적검사할 때마다 황색종이 늘어나는 과거 감염자들이 있는데, 죽은 *H. pylori* 균을 담은 조직구 응집이 증가하기 때문이라는 가설이 있다.

그림 3-5-1

과거 감염자에서 진단된 황색종

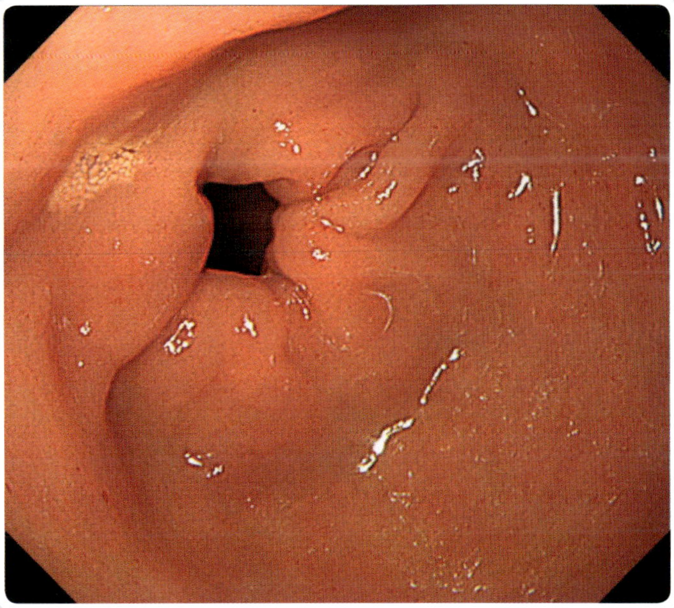

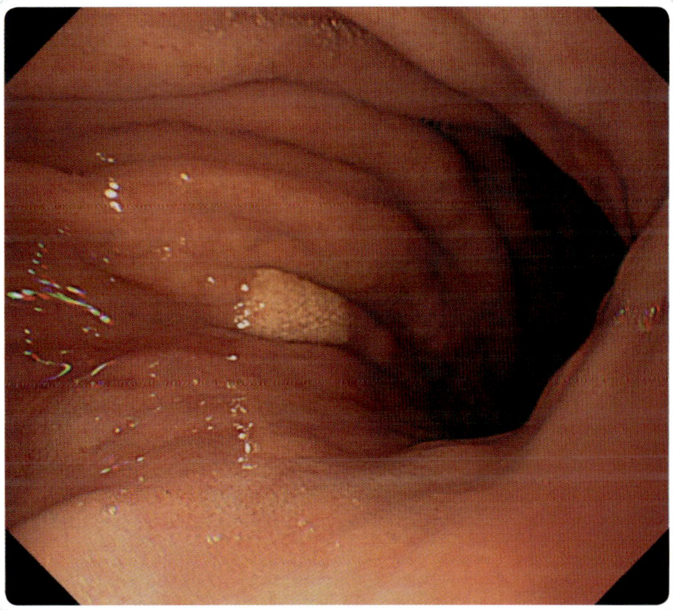

황색종은 위의 어디 부위에서나 관찰될 수 있으며, *H. pylori* 과거 감염부터 의심해야 한다. 드물게 만성 감염이나 재감염으로 인해 *H. pylori*와 함께 진단되는 경우도 있다.

그림 3-5-2

위축성 위염과 동반된 황색종의 제균 치료 전후 소견

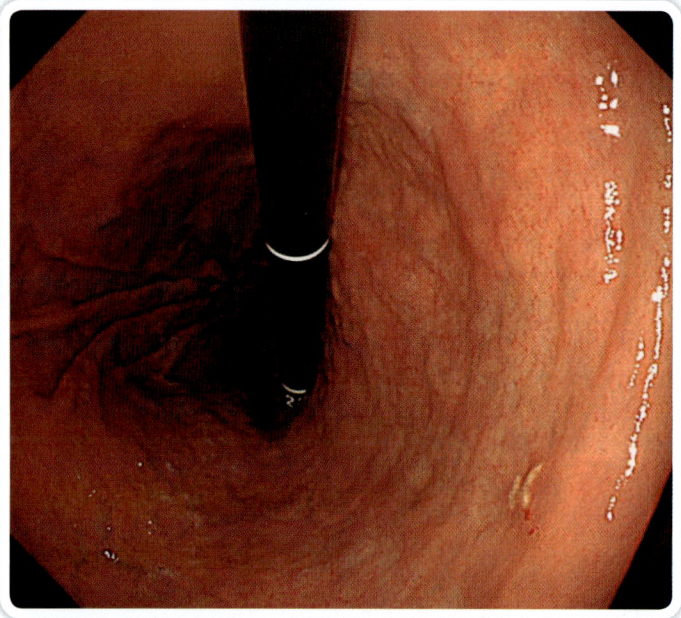

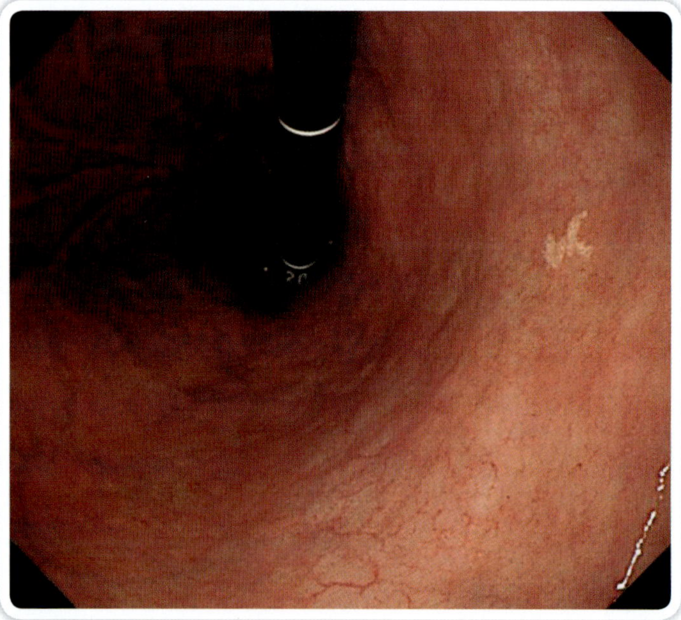

위축성 변화가 있는 체부의 소만측에서 황색종이 관찰되었다. 제균 치료 후에도 황색종은 지속적으로 관찰되었으나, 화생성 위염 소견은 이전보다 호전된 소견을 보였다.

그림 3-5-3

제균 치료하기 전과 제균 치료 2년 후의 분문부 소견

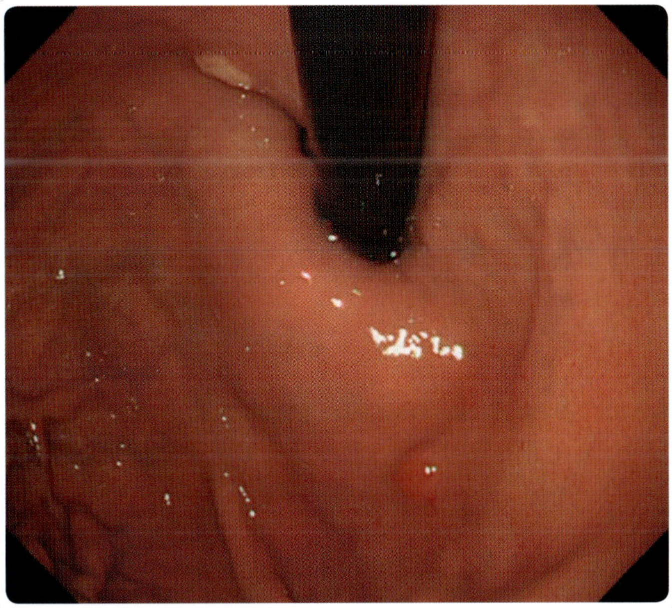

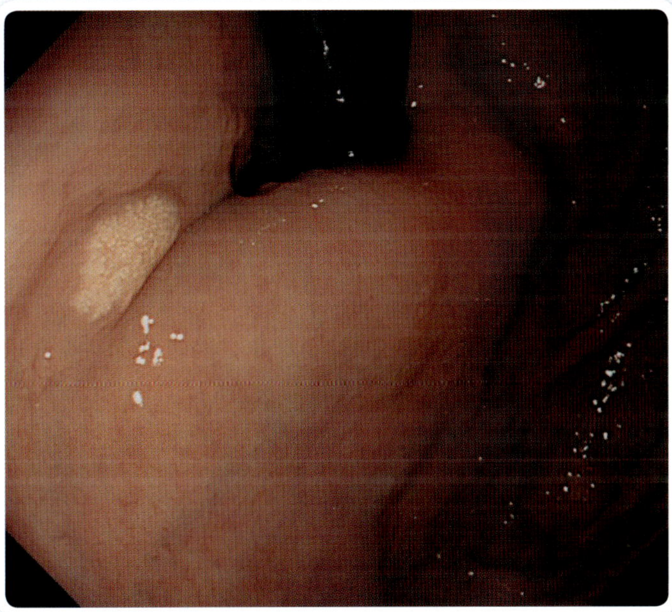

제균 치료 전에 관찰되었던 과형성 용종은 제균 치료 후에 사라졌지만, 황색종은 같은 모양으로 계속 관찰되었다. 황색종은 영구적인 병변으로 제균 치료 후에도 남아서 과거 감염자임을 알려준다.

참고문헌

1. Kitamura S, Muguruma N, Okamoto K, et al. Clinicopathological assessment of gastric xanthoma as potential predictive marker of gastric cancer. Digestion 2017;96:199-206.
2. Köksal AS, Suna N, Kalkan H, et al. Is Gastric xanthelasma an alarming endoscopic marker for advanced atrophic gastritis and intestinal metaplasia? Dig Dis Sci 2016;61:2949-2955.
3. Sekikawa A, Fukui H, Sada R, et al. Gastric atrophy and xanthelasma are markers for predicting the development of early gastric cancer. J Gastroenterol 2016;51:35-42.

연습문제 3-5

다음 화생성 위염 소견 중 위산분비능이 감소된 과거 감염자의 것으로 추정되는 것은?

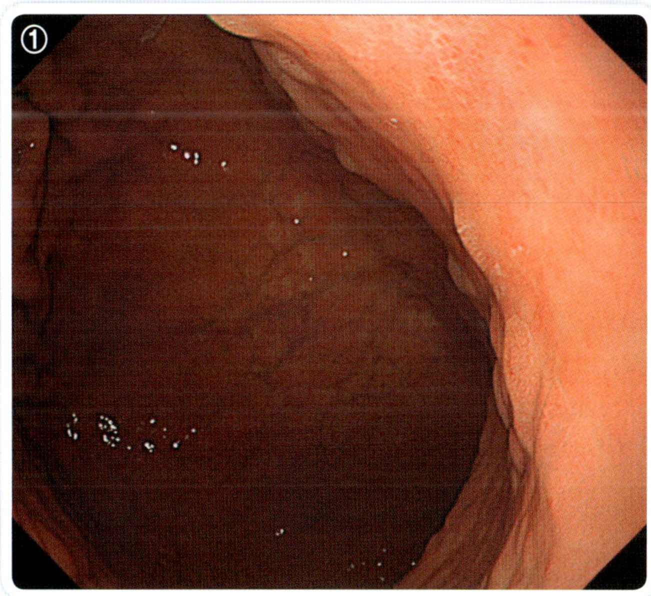

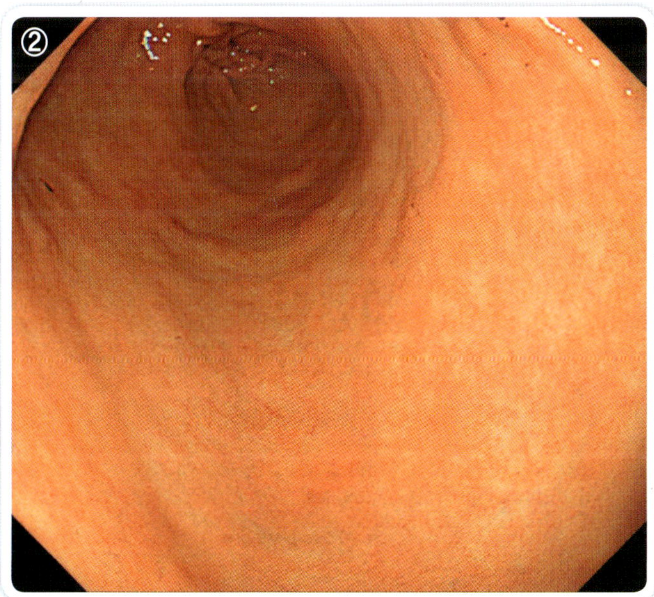

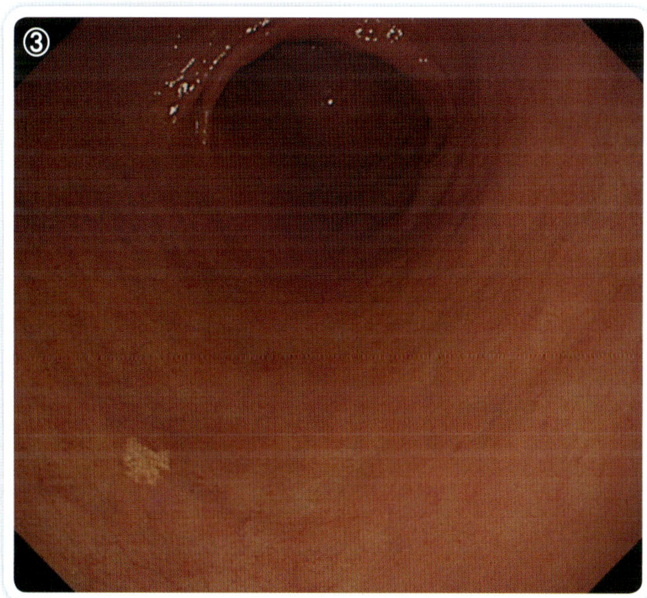

해답 ③

해설 ①번은 화생성 위염과 위축성 위염이 있는 만성 위염 소견으로, 발적이 관찰되어 *H. pylori* 감염이 지속되고 있거나 위산분비능이 과도한 상태임을 시사한다. 따라서 과거 감염보다는 만성 감염을 먼저 의심해야 한다. ②번은 큰 결절형 결절성 위염이 만성 위염으로 진행할 때 관찰되는 소견으로, 전정부의 융기형 발적들은 위산분비능이 항진되어 있음을 시사한다. 감염이 지속되고 있을 때 관찰되는 소견이다. ③번은 황색종이 보이므로 과거 감염일 가능성이 만성 감염일 가능성보다 높다.

3-6 이시성 위종양

요점 정리

- 감염기간이 길었던 고령의 과거 감염자일수록, 제균 치료 후에 선종이나 선암이 발생할 가능성이 높다.
- 과거 감염자에서 발생하는 위암의 대부분은 천천히 자라는 장형 위암이라서 내시경적 절제술로 완치되는 경우가 많다.

위축성 위염이나 화생성 위염이 있어도 제균 치료를 하면 암이 발생할 가능성은 감소하지만, 미감염자에 비해서는 여전히 높다. 과거 감염자에서 발생하는 위암은 대부분 분화도가 좋고, 크기가 작아서 내시경적 점막하 박리술로 절제할 수 있다.

그림 3-6-1

화생성 위염이 있는 과거 감염자에서 진단된 선암

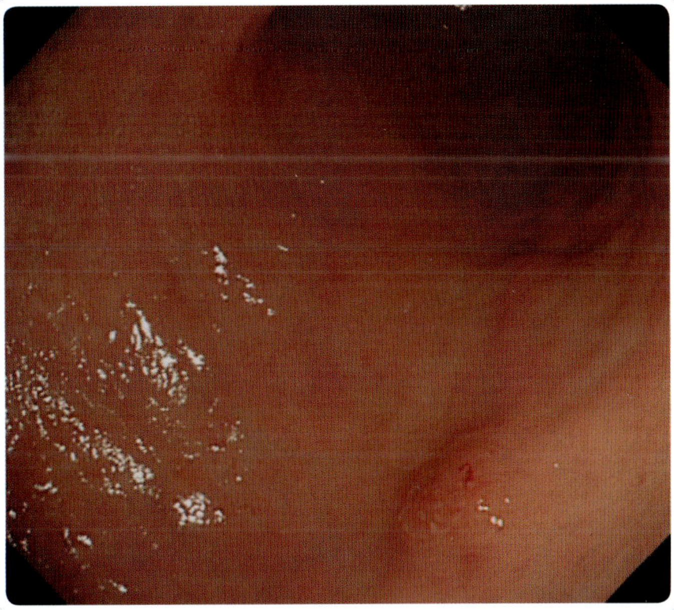

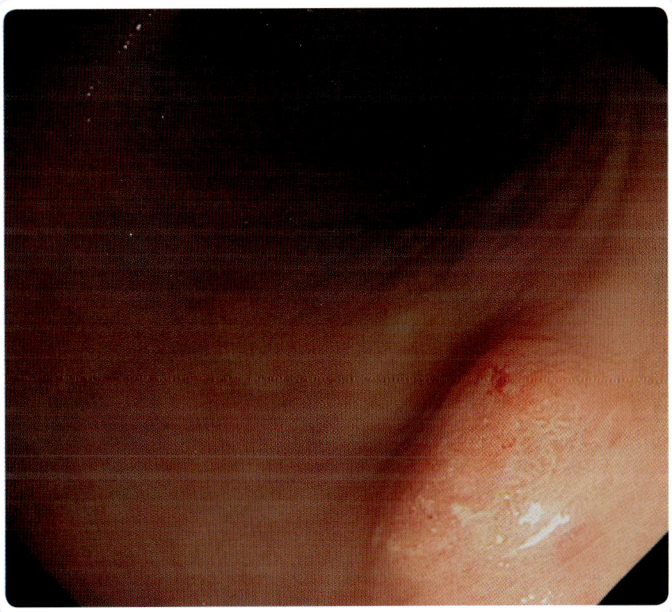

제균 치료 후에 2년 간격으로 추적검사를 하던 중, 융기형 병변이 관찰되었다. 조직검사에서 분화도가 좋은 선암 (well-differentiated adenocarcinoma)으로 진단되어 내시경적 점막하 박리술을 시행하였다. 점막층에 국한된 장형 위암 (pT1aN0M0)으로 확진되었으며, 미세혈관 침범이나 전이는 관찰되지 않았다.

그림 3-6-2

과거 감염자의 위체부에서 진단된 이시성 선암

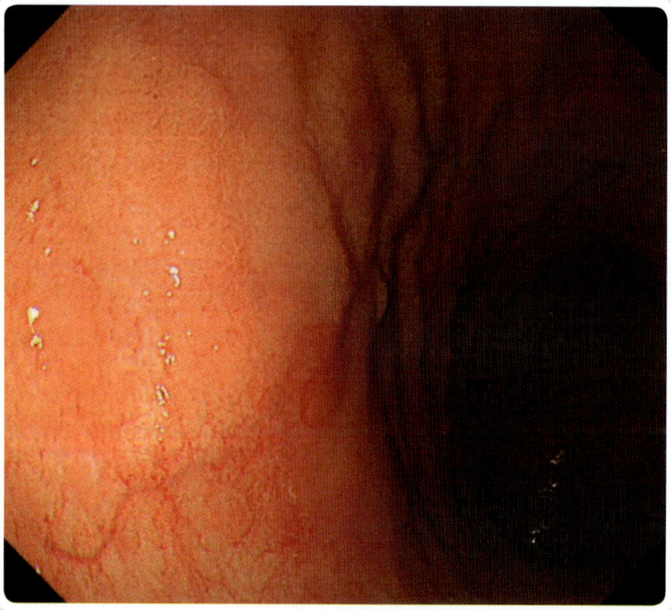

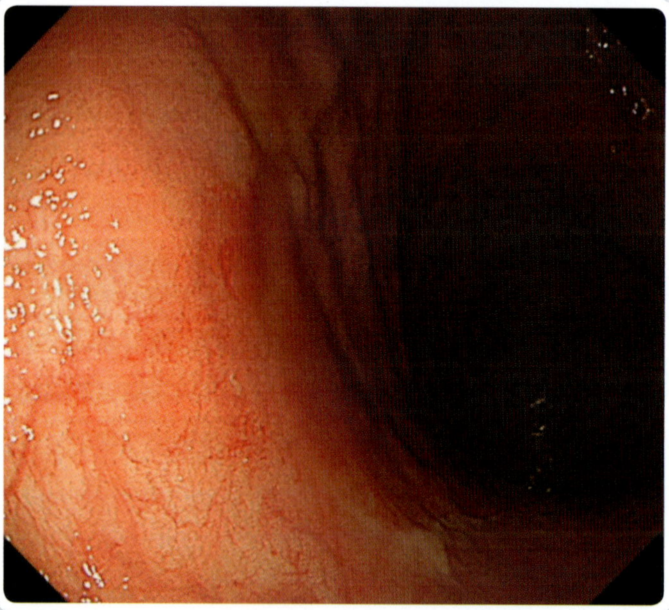

분문부에서 발견된 선종으로 내시경적 절제술과 제균 치료를 받은 77세 여자가 3년 만에 내원하였다. 체부에서 발적된 병변이 관찰되어 조직검사한 결과, 분화도가 나쁜 선암 (poorly-differentiated adenocarcinoma)으로 진단되었다. 이전에 선종을 절제했던 분문부에는 특이 소견이 없었다. 부분 위절제술 후, 4.3×3.1×0.1 cm 크기의 EGC IIb (pT1aN0M0)로 확진되었다.

그림 3-6-3

제균 치료 1년 후에 진단된 선종

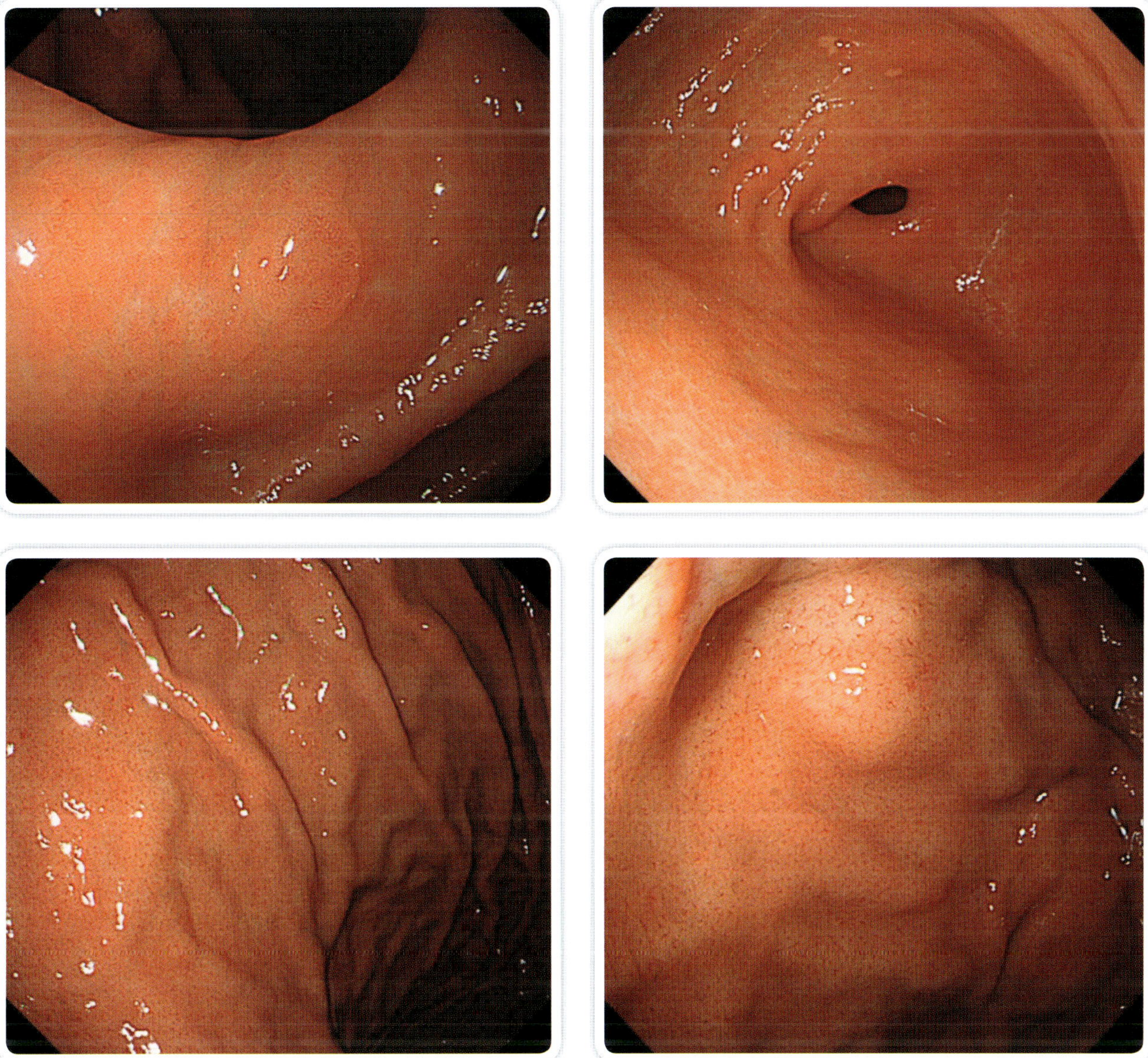

과거 감염자를 추적관찰하던 중 위각 근처에서 선종이 새로 진단되었다. 전정부의 12시 방향에서 작은 황색종 2개가 관찰되었다. 기저부와 체부에서는 균일한 혈관상이 관찰되었으나, 위선의 개구부가 균일한 크기로 확장되어 있는 콘 모양 (cone-shaped gastric pit)으로 보였다. 이는 미감염자에서 관찰되는 균일한 혈관상이 아니며, 가벼운 염증세포 침윤이 있을 때 관찰되는 소견이다.

참고문헌

1. Choi IJ, Kook MC, Kim YI, et al. *Helicobacter pylori* therapy for the prevention of metachronous gastric cancer. N Engl J Med 2018;378:1085-1095.
2. Han YM, Chung SJ, Choi JM, et al. Long-term outcome of group D patients with negative serum anti-*Helicobacter pylori* antibody and positive serum pepsinogen test in healthy Koreans. J Dig Dis 2018;19:529-539.
3. Jung S, Park CH, Kim EH, et al. Preventing metachronous gastric lesions after endoscopic submucosal dissection through *Helicobacter pylori* eradication. J Gastroenterol Hepatol 2015;30:75-81.
4. Kamada T, Hata J, Sugiu K, et al. Clinical features of gastric cancer discovered after successful eradication of *Helicobacter pylori*: results from a 9-year prospective follow-up study in Japan. Aliment Pharmacol Ther 2005;21:1121-1126.
5. Kawanaka M, Watari J, Kamiya N, et al. Effects of *Helicobacter pylori* eradication on the development of metachronous gastric cancer after endoscopic treatment: analysis of molecular alterations by a randomized controlled trial. Br J Cancer 2016;114:21-29.
6. Lahner E, Esposito G, Pilozzi E, et al. Occurrence of gastric cancer and carcinoids in atrophic gastritis during prospective long-term follow up. Scand J Gastroenterol 2015;50:856-865.
7. Moribata K, Iguchi JK, Nakachi K, et al. Endoscopic features associated with development of metachronous gastric cancer in patients who underwent endoscopic resection followed by *Helicobacter pylori* eradication. Dig Endosc 2016;28:434-442.
8. Saka A, Yagi K, Nimura S. Endoscopic and histological features of gastric cancers after successful *Helicobacter pylori* eradication therapy. Gastric Cancer 2016;19:524-530.
9. Shichijo S, Hirata Y, Niikura R, et al. Histologic intestinal metaplasia and endoscopic atrophy are predictors of gastric cancer development after *Helicobacter pylori* eradication. Gastrointest Endosc 2016;84:618-624.
10. Suzuki S, Gotoda T, Suzuki H, et al. Morphologic and histologic changes in gastric adenomas after *Helicobacter pylori* eradication: a long-term prospective analysis. Helicobacter 2015;20:431-437.

연습문제 3-6

과거 감염자들의 추적검사 사진 중 선종이나 선암 발생의 위험성을 시사하는 소견을 모두 고르시오.

①
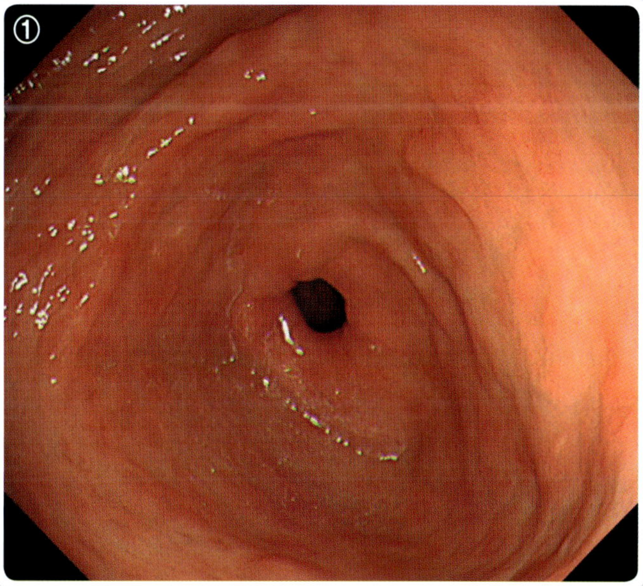

②
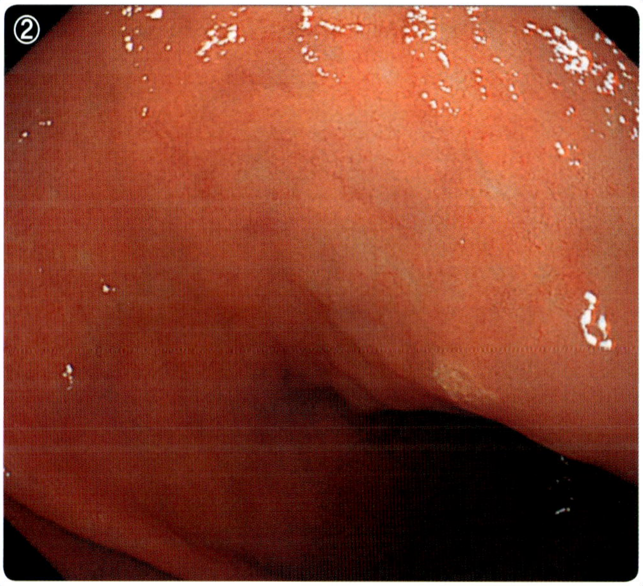

③
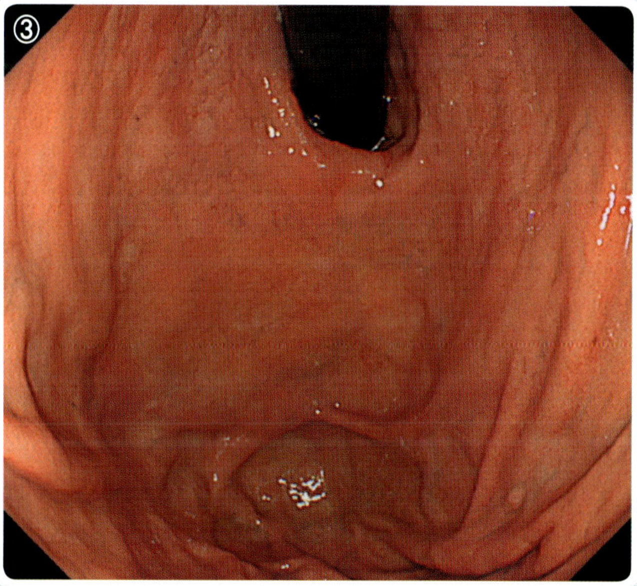

해답 ①, ②, ③

해설 ①번에서는 지도상 발적이 관찰되고, ②번에서는 황색종이 보인다. ③번은 분문부까지 진행한 장상피화생 변화를 보이므로, 모두 장형 위암 발생의 위험성이 있다.

3-7 흑점

요점 정리

- 흑점은 과거 감염자의 위에서 발견되는 작은 점으로, 체부와 기저부에서 발생한다.
- 추적검사를 하면서 흑점이 발견될 가능성은 1% 미만으로 매우 낮다.

교토 분류의 개정판에 처음 게재된 흑점 (black spot)은 기저부 근처에서 발견되는 작은 점으로, 제균 치료 전에는 관찰되지 않다가 치료 후 추적검사에서 우연히 발견된다. 아직 흑점의 발생기전은 명확하지 않지만, 과거 감염자에서 제균 치료 후에 일시적인 심한 위산분비로 헤마틴이 침착되면 나중에 검은 점으로 변한다는 가설이 있다. *H. pylori* 감염으로 인해 손상된 선와상피의 개구부로 담즙이 흘러들어가서, 확장된 위저선 낭종에 갈색 물질이 저류되면서 흑점이 발생한다는 가설도 있다.

제균 치료 후에 위점막이 회복되면 혈청 검사에서조차 정상 A군으로 잘못 분류되는 경우가 있다. 그런데 흑점은 과거 감염자에서만 발견되므로 감염 상태를 판단하는데 도움이 된다. 즉, 흑점은 *H. pylori* 감염력이 있는 위암의 고위험군 감별에 도움이 된다.

그림 3-7-1

과거 감염자의 체부에서 발견된 흑점

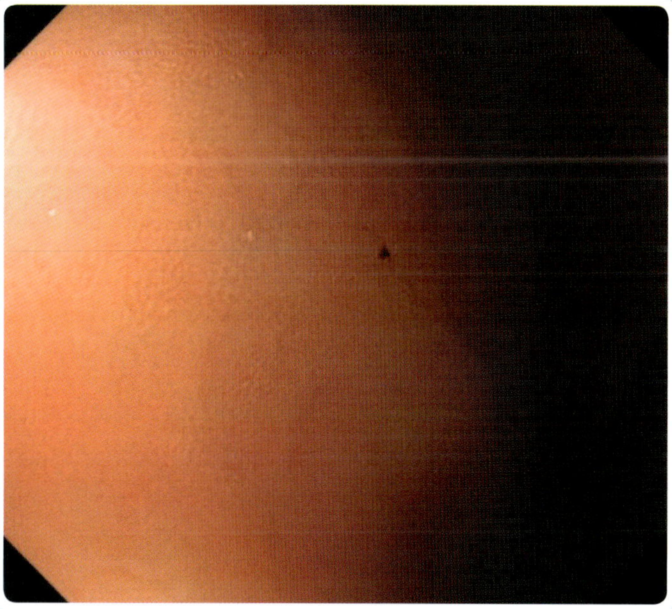

제균 치료 후에 시행한 추적검사에서 우연히 진단되었다.

위내시경 추적검사를 하면서 흑점이 발견될 가능성은 0.24%에 불과하며, 양성자펌프억제제 (proton pump inhibitor)를 장기간 복용하거나, 칼슘길항제나 스테로이드 복용 시 흑점이 발생할 위험성이 상승한다는 보고도 있다. 흑점에서 조직검사를 하면 벽세포 돌출 (parietal cell protrusion), 확장된 선와상피, 갈색색소침착 등이 관찰될 수 있다. 그러나 조직검사할 때, 검은 색소가 흘러나가면 흑점을 조직학적으로 증명할 수 없으므로, 진단하기가 쉽지 않다.

참고문헌

1. Haruma K, Kato M, Inoue K, et al. Kyoto classification of gastritis, 2nd edition. Tokyo: Nihon Medical Center, 2018.
2. Hatano Y, Haruma K, Ayaki M, et al. Black spot, a novel gastric finding potentially induced by proton pump inhibitors. Intern Med 2016;55:3079-3084.
3. Kusano M, Komazawa D, Ito H, et al. Three cases of gastric black dots that appeared after *Helicobacte pylori* eradication. Progress Dig Endosc 2017;90:51-54.
4. Kwon H, Lee SY, Kim JH, et al. ABC classification is less useful for older Koreans born before 1960. Gut Liver 2019; Epub ahead of print.
5. Shinya Y. Investigation of *Helicobacter pylori* eradication and black spots. Progress Dig Endosc 2017;91:118-119.

연습문제 3-7

다음 중 흑점이 관찰된 과거 감염자의 분문부 소견으로 가장 적합한 것은?

①
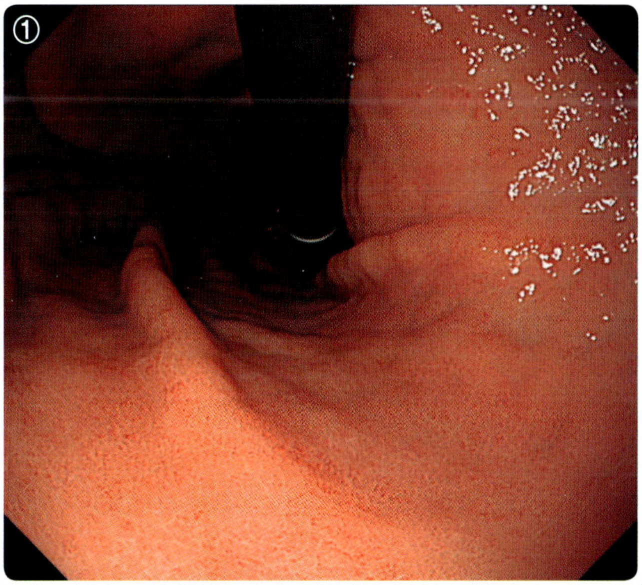

②
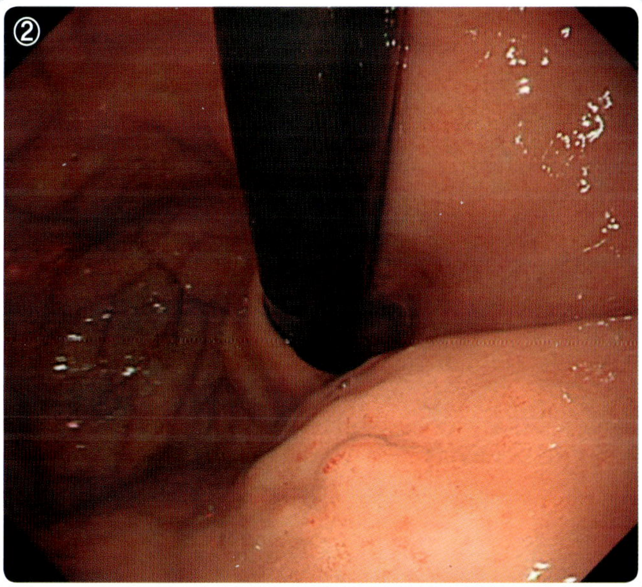

③
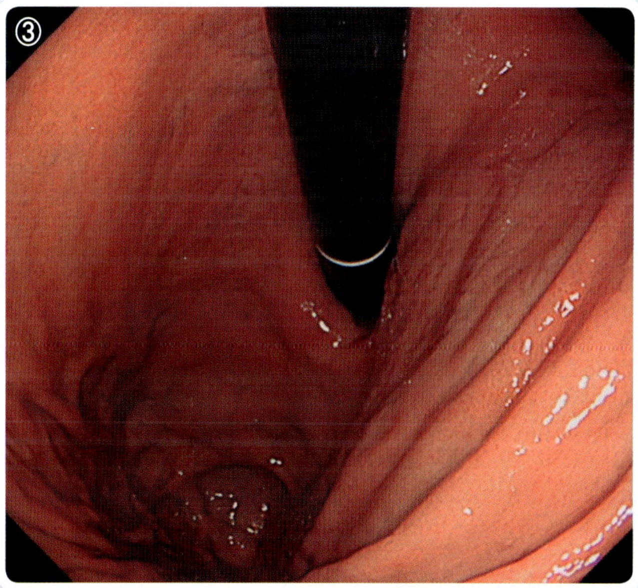

해답 ③

해설 ①번과 ②번에서는 광범위한 발적 및 점상출혈로 보이는 출혈성 반점이 관찰되어, 활동성 *H. pylori* 감염이 진행되고 있음을 시사한다. ③번에서는 분문부까지 화생성 위염이 관찰되며, 활동성 감염을 시사하는 소견이 없으므로 과거 감염자일 가능성이 높다.

CHAPTER 04

헬리코박터 감염과 무관한 내시경소견

4-1 선상 발적

요점 정리

- 선상 발적은 조직검사를 하면 정상 소견을 보이며, 위암과 무관하다.
- 위점막의 분비능이 살아있는 건강한 상태임을 의미하며, *H. pylori* 감염이 없을 때 더 흔하다.
- 전정부의 대만측에서 가장 흔하게 관찰되나, 체부나 전정부의 소만측에서도 관찰될 수 있다.
- 표재성 위염과 미란성 위염은 *H. pylori* 감염 여부나 위암 발생 위험성을 예측하는데 도움이 되지 않아서 교토 분류에서는 더 이상 사용하지 않는다.

서양의 위염 분류는 1939년에 게재된 쉰들러의 위염 분류를 기반으로 한다. 이 분류에서는 위궤양이나 위암 등의 국소 병변이 없는 위염을 원발성 위염 (primary gastritis)이라고 하고, 원발성 위염을 다시 만성 표재성 위염 (chronic superficial gastritis), 만성 위축성 위염 (chronic atrophic gastritis), 비후성 위염 (hypertrophic gastritis)의 세 가지로 분류했다. 즉, 국소병변이 없는 위에서 위축이나 주름비대가 없으면 모두 만성 표재성 위염으로 진단하였다. 이후에 위의 표면층에 염증이 국한된 위염은 표재성 위염이라는 생각이 확산되면서 다양한 종류의 발적을 표재성 위염으로 진단하기에 이르렀다. 하지만 실제로 표재성 위염으로 진단되는 발적 중 위암과 연관된 것은 과거 감염자에서 관찰되는 지도상 발적 뿐이므로, Correa 가설에서 표재성 위염은 삭제되어야 한다. 서양에서도 이러한 내용을 이해한 의사들은 Correa 가설에 나온 표재성 위염을 비위축성 위염 (non-atrophic gastritis)으로 바꿔서 사용한다.

H. pylori 유병률이 높은 지역에서는 서양식 위염 분류로 위암의 위험성이나 감염 상태를 예측할 수 없다. 이에 교토 분류에서는 표재성 위염과 미란성 위염이라는 진단명을 없애고, 대신 발적의 위치와 모양에 따라서 선상 발적, 융기형 미란, 함몰형 미란, 지도상 발적, 헤마틴 등으로 진단한다. 전정부나 체부에서 관찰되는 규칙적인 일직선상의 발적 (red streak, linear erythema)은 조직검사에서도 정상 소견을 보이므로 전암성 병변이 아니다.

그림 4-1-1

전정부에서 관찰되는 선상 발적

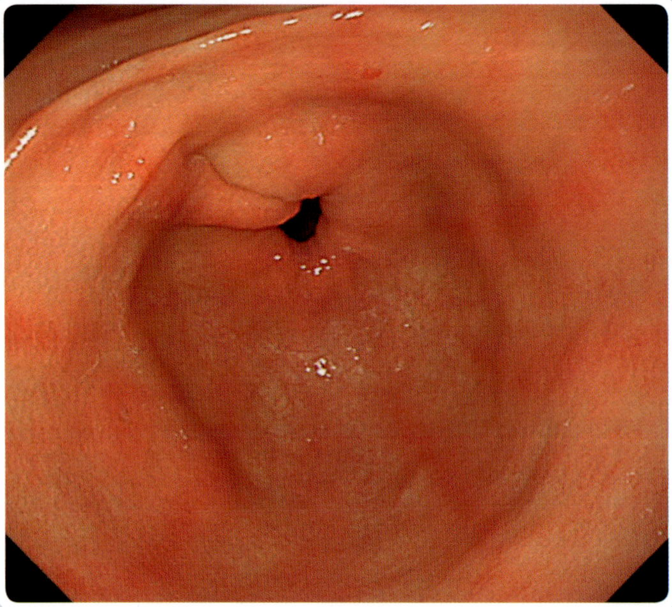

일직선상의 발적은 위점막의 분비능이 손상되지 않았음을 보여주는 소견으로, *H. pylori* 감염이 없을 때 흔히 관찰된다. 위암과 무관하므로 조직검사할 필요가 없다.

그림 4-1-2

미란성 변화가 동반된 선상 발적

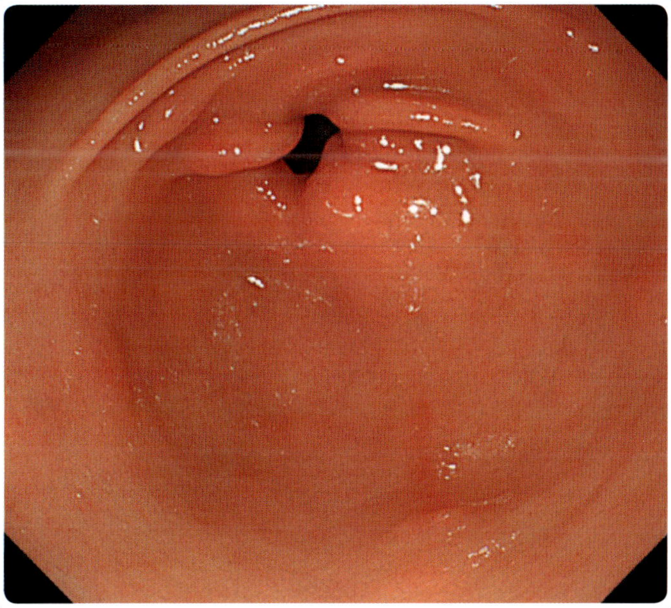

전정부의 원위부에서 선상 발적과 융기형 미란이 관찰된다. 위내 pH가 낮을 때 관찰될 수 있는 소견으로, 위산 분비능이 손상되지 않은 미감염자에서 주로 관찰된다.

참고문헌

1. Correa P. A human model of gastric carcinogenesis. Cancer Res 1988;48:3554-3560.
2. Dixon MF, Genta RM, Yardley JH, et al. Classification and grading of gastritis. The updated Sydney System. Am J Surg Pathol 1996;20:1161-1181.
3. Haruma K, Kato M, Inoue K, et al. Kyoto classification of gastritis, 2nd edition. Tokyo: Nihon Medical Center, 2018.
4. Kamada T, Haruma K. Diagnosis of the chronic gastritis. Jpn J Helicobacter Res 2013;14(Suppl 1):16-22.
5. Schindler R. Chronic gastritis. Bull N Y Acad Med 1939;15:322-337.

연습문제 4-1

H. pylori 감염력이 없는 미감염자의 전정부 소견으로 적합한 것은?

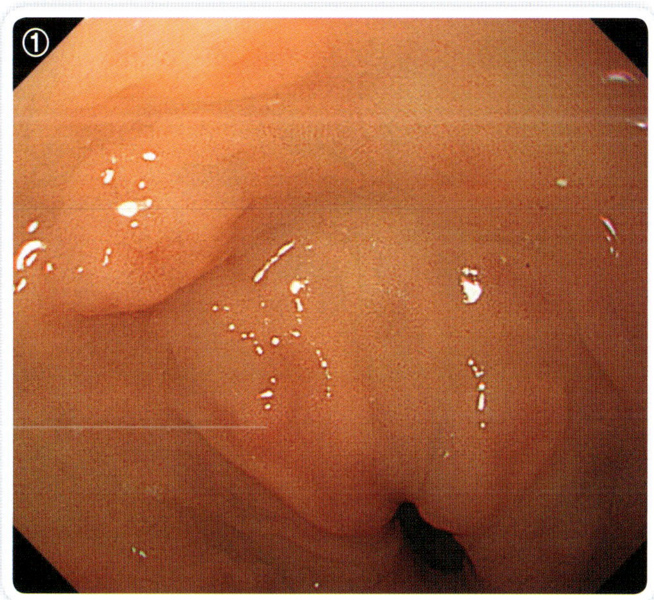

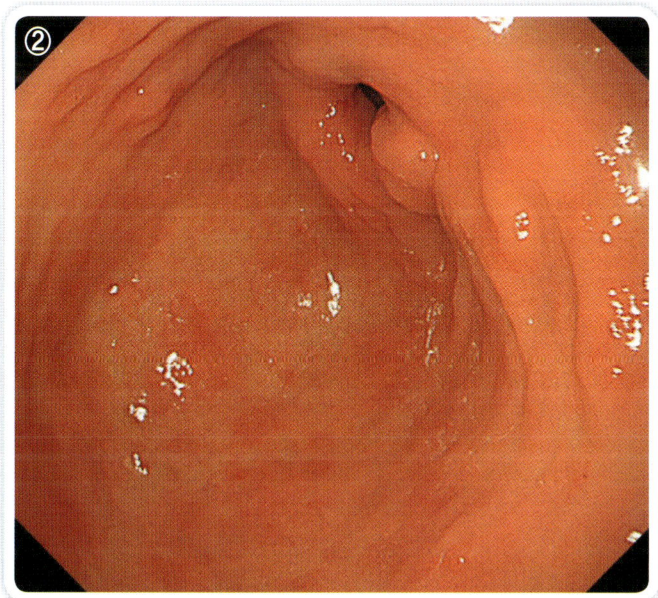

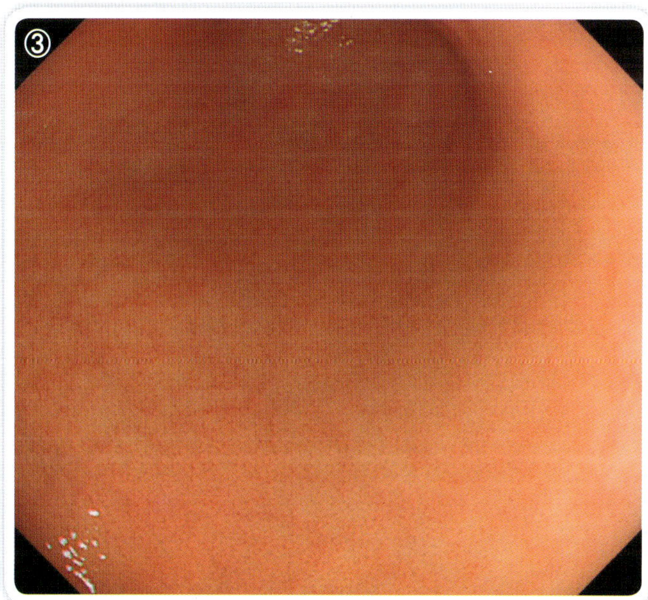

해답 ③

해설 ③번은 균일한 혈관상과 직선상의 발적이 보이는 소견으로 미감염자에서 흔히 관찰되는 소견이다. ①번은 만성 감염자에서 융기형 미란이 동반된 경우로, 조직검사에서 활동성 감염이 진단되었다. ②번은 과거 감염자에서 관찰된 지도상 발적으로, 화생성 위염을 시사한다.

4-2 융기형 미란

요점 정리

- 융기형 미란은 *H. pylori* 감염 여부와 무관하게 위내 pH가 낮을 때 관찰되는 소견으로, 전정부에서 균일한 모양의 미란 여러 개가 동시에 관찰된다.
- 단일 병변으로 보이는 융기형 미란은 *H. pylori* 감염으로 인한 경우가 흔하다.
- 함몰형 미란은 궤양과 유사하게 보이는 점막손상 소견으로, 약물이나 바이러스 감염 때문에 발생할 수 있다.

전정부에 비슷한 모양의 발적 (raised erosion, patchy redness, patchy erythema, reddish macula)이 여러 개 보이면, *H. pylori* 감염이 아닌 다른 원인일 가능성이 높다. 발적이 전정부에만 균일하게 융기되어 있는 경우에는 융기형 미란으로 진단하며, 궤양처럼 점막이 노출되어 보이면 함몰형 미란으로 진단한다. 편평하면 얼룩성 발적 (patchy erythema)으로 진단한다. 발적 중에서 *H. pylori* 감염 및 위암과 연관된 것은 장상피화생 시 관찰되는 얼룩성 발적과 지도상 발적 (map-like redness) 뿐이다.

그림 4-2-1

미감염자에서 진단된 융기형 미란

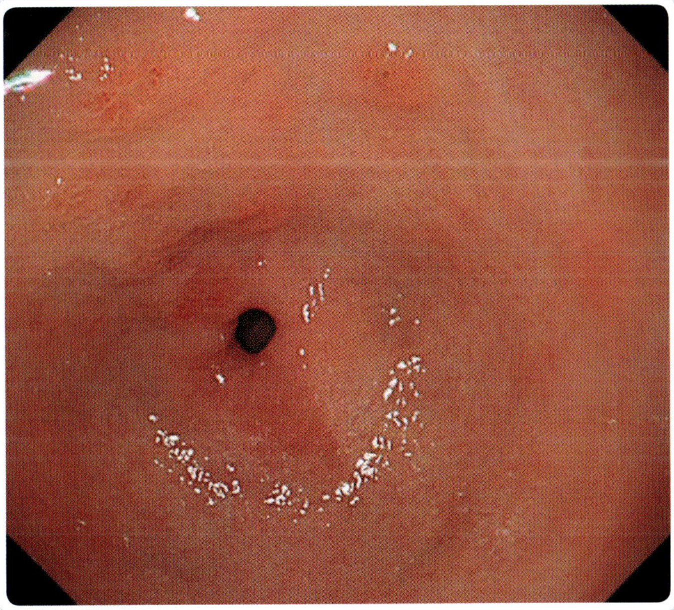

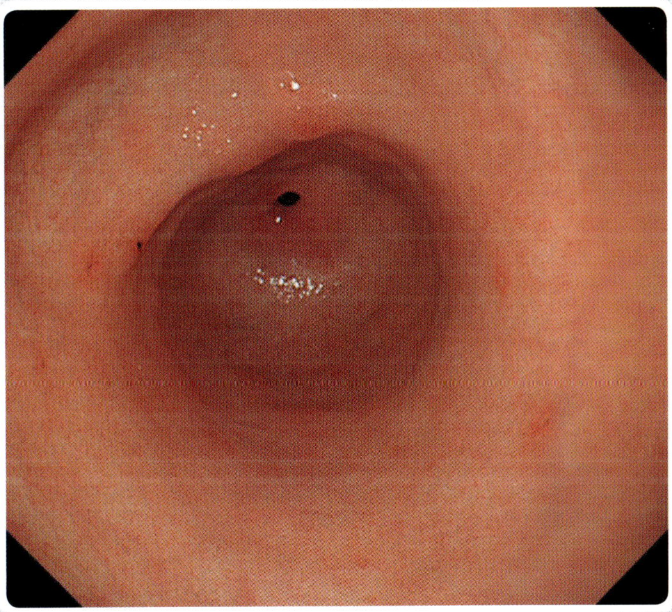

크기가 균일한 융기형 미란이 전정부에서만 관찰된다. *H. pylori* 감염이나 위암과 무관한 소견으로, 위산과다분비인 상태에서 발생한다. 미감염자는 같은 위산과다분비 상태에서도 헤마틴보다 다발성 융기형 위염을 보이는 경우가 더 흔하다.

그림 4-2-2

H. pylori 감염자의 전정부에서 보인 얼룩성 발적과의 감별

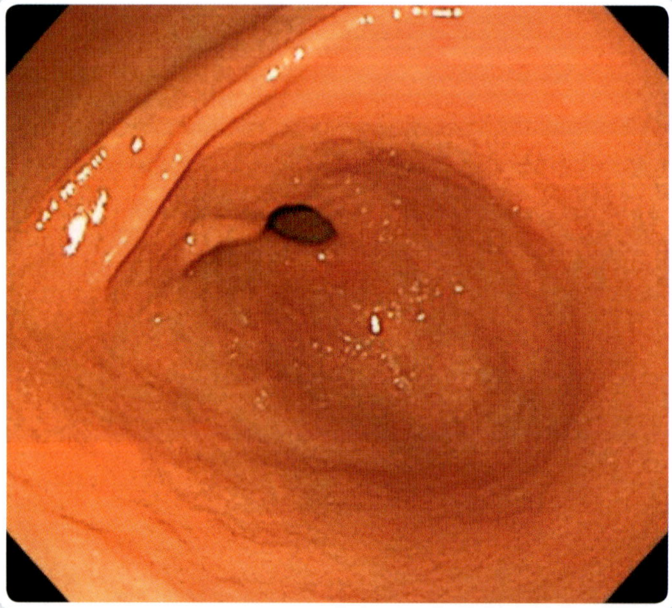

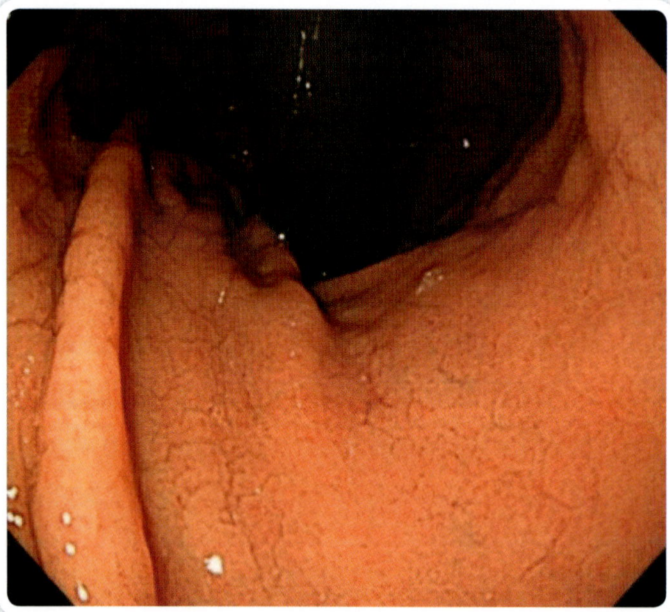

크기가 불균일한 발적이 관찰되면 화생성 위염의 얼룩성 발적을 의심해야 한다. 이 감염자의 경우, 체부에서 콘 모양으로 확장된 위선와의 개구부가 관찰되어 감염자임을 알 수 있었다.

그림 4-2-3

H. pylori 감염자에서 관찰된 융기형 미란

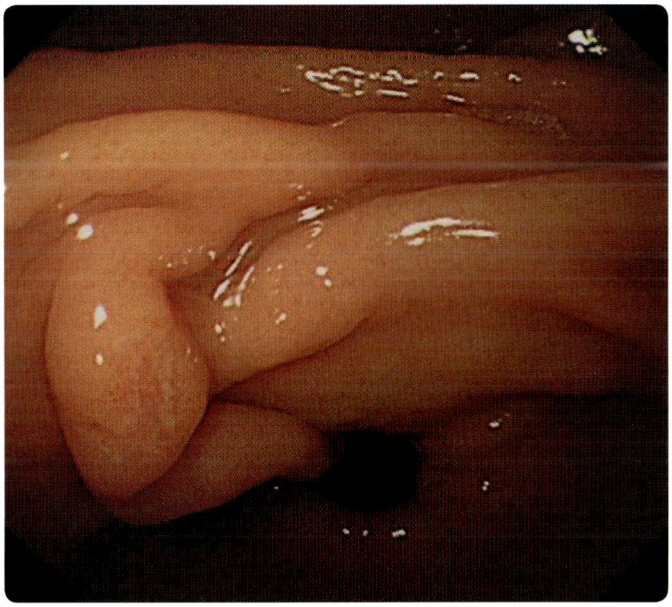

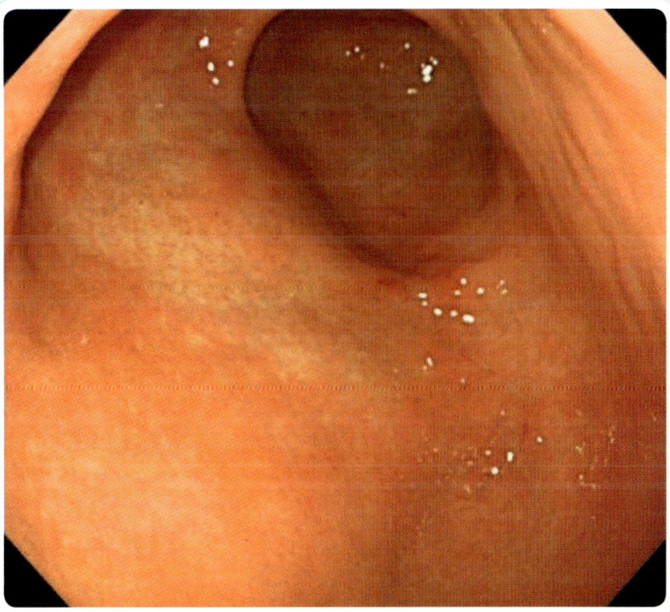

위 사진에서 보이는 단일 융기형 미란은 주로 *H. pylori* 감염 시 관찰되며, 제균 치료 후에 서서히 사라진다. 아래 사진은 위축성 위염이 있는 전정부의 사진으로, 다발성 융기형 미란이 함께 관찰된다. 이처럼 전정부에 국한된 융기형 미란은 감염 여부와 무관하게 위산분비가 증가했을 때 일시적으로 관찰된다.

참고문헌

1. Haruma K, Kato M, Inoue K, et al. Kyoto classification of gastritis, 2nd edition. Tokyo: Nihon Medical Center, 2018.
2. Hatta W, Iijima K, Koike T, et al. Endoscopic findings for predicting gastric acid secretion status. Dig Endosc 2015;27:582-589.
3. Lee SP, Lee SY, Kim JH, et al. Link between serum pepsinogen concentrations and upper gastrointestinal endoscopic findings. J Korean Med Sci 2017;32:796-802.

연습문제 4-2

다음 중 *H. pylori* 감염 여부와 무관하게 위산과다분비로 인해 위내 pH가 낮아질 때 관찰되기 쉬운 발적 2개를 고르시오.

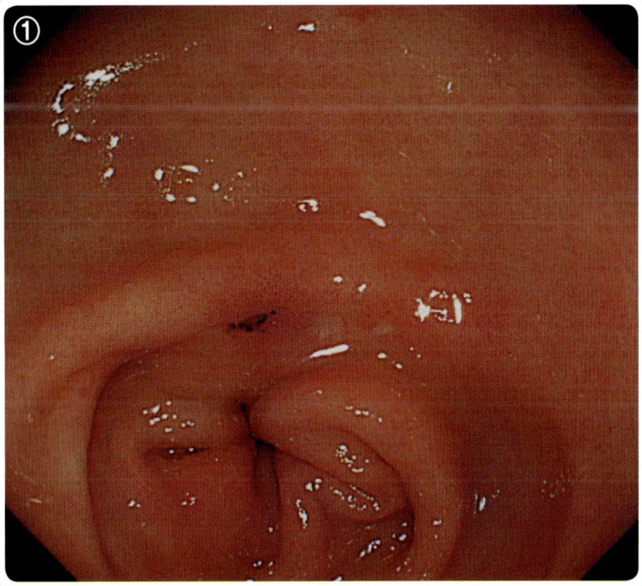

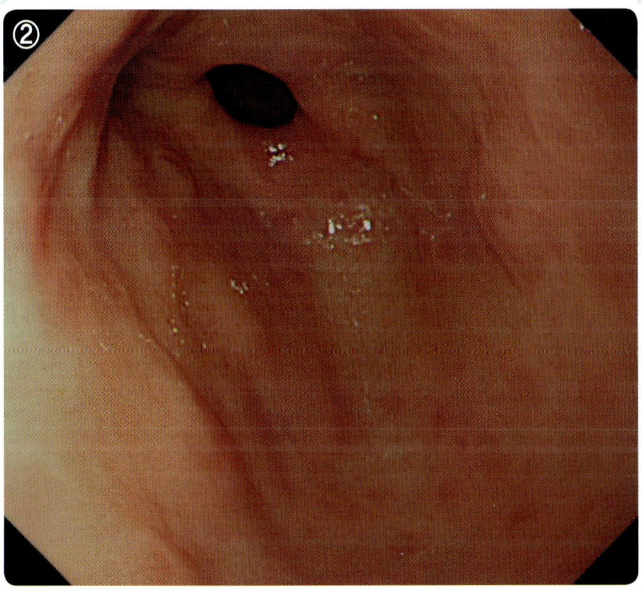

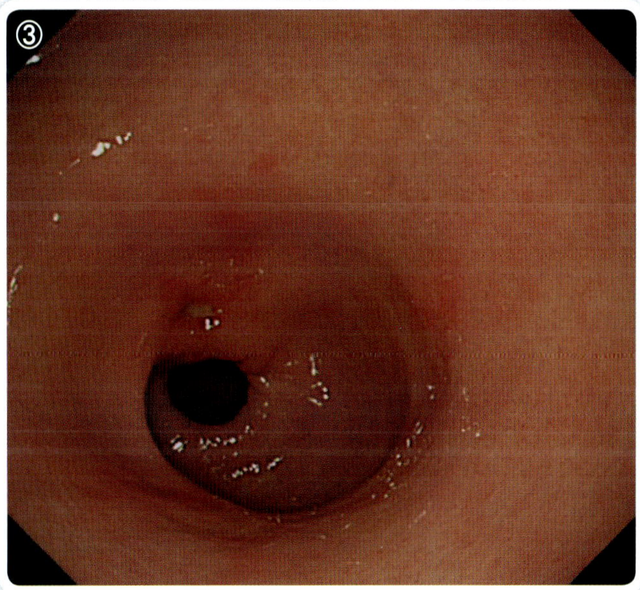

해답 ①, ③

해설 ②번만 과거 감염 시 관찰되는 지도상 발적으로, 위산분비능이 감소되어 있다. ①번은 위내 pH가 낮을 때 관찰될 수 있는 헤마틴에 가까운 발적이다. ③번은 함몰형 미란으로, 주로 약물 복용이나 바이러스 감염 때문에 발생한다.

4-3 헤마틴

요점 정리

- 헤마틴은 위내 pH가 1 이하로 낮을 때 관찰되는 벽내 출혈이다.
- 헤마틴은 *H. pylori* 감염 여부와 무관하며, 약물 복용 등으로 위점막이 과도하게 자극되어 위산분비가 지나칠 때 발생한다.

헤마틴 침착 (hematin deposit)은 위의 어느 부위에서나 발생할 수 있는 벽내 출혈(intramural hemorrhage)이다. 위산과다분비 상태에서 위내 pH가 1 이하로 낮을 때 불규칙한 모양과 크기로 발생한다. 주원인은 항혈전제 등의 약물복용이며, 드물게 전신질환, 술, 감염 때문에 발생하기도 한다.

그림 4-3-1

미감염자에서 진단된 헤마틴

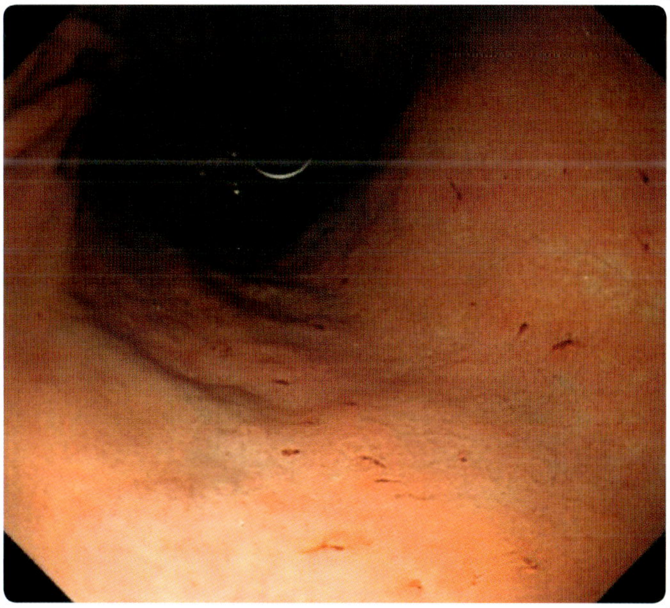

위내 pH가 낮을 때 벽내 출혈반이 관찰된다.

그림 4-3-2

과거 *H. pylori* 감염자에서 진단된 헤마틴

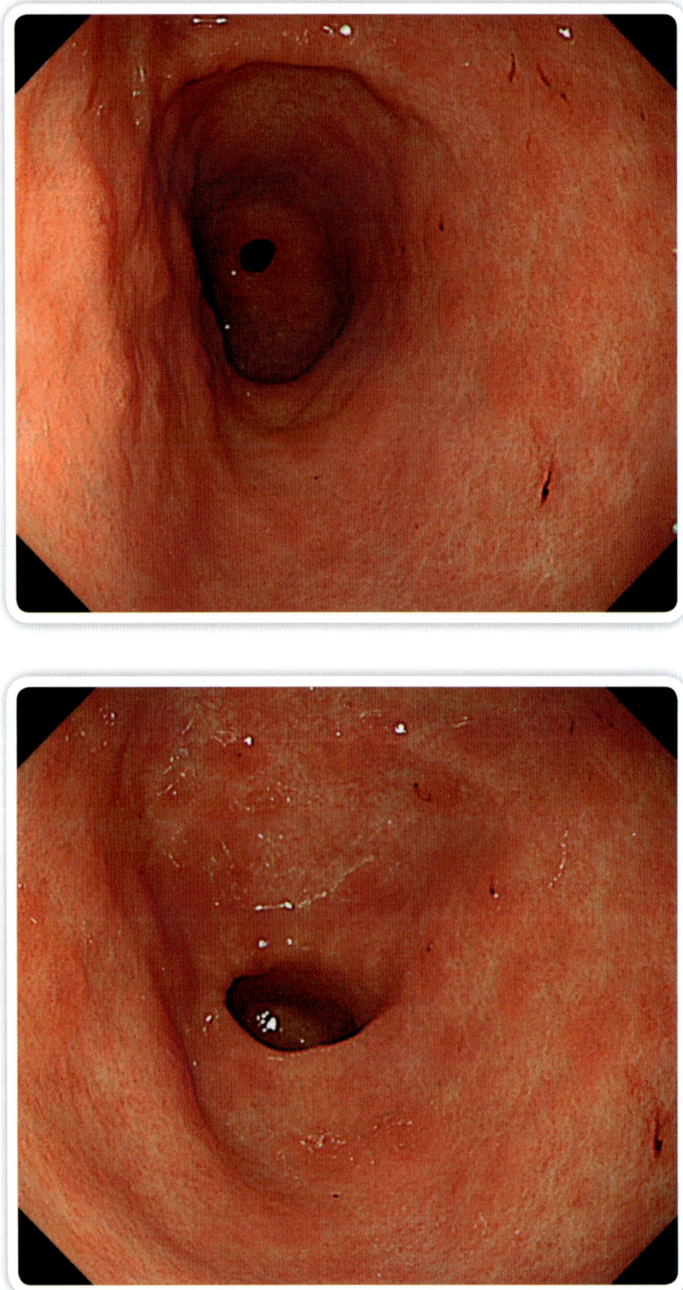

지도상 발적으로 보이는 만성 감염자의 위에서도, 일시적으로 위내 pH가 낮아지면 헤마틴이 관찰된다.

그림 4-3-3

과거 감염자에서 진단된 약물로 인한 헤마틴

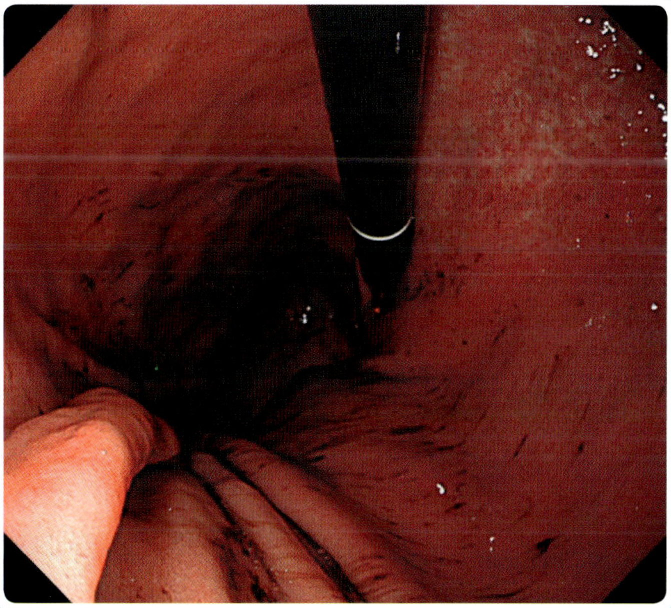

아스피린 복용 후에 발생한 속쓰림증으로 내원한 환자로 *H. pylori* 재감염의 증거는 없었다. 다발성 벽내 출혈이 진단되었다.

그림 4-3-4

혈관이형성 (angiodysplasia)과의 감별

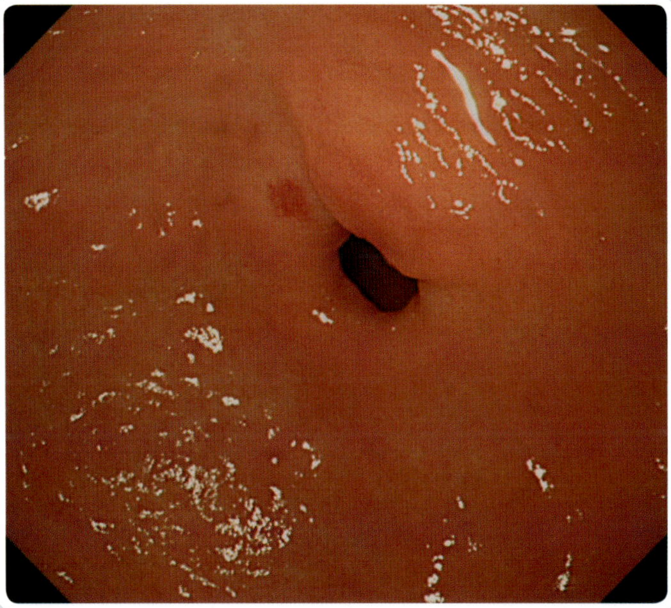

헤마틴과 달리 혈관이형성증은 밝은 빨간색으로 보이며, 바깥쪽에 흰색 테두리가 있다.

그림 4-3-5

아스피린 복용 후에 발생한 혈성 반점과의 감별

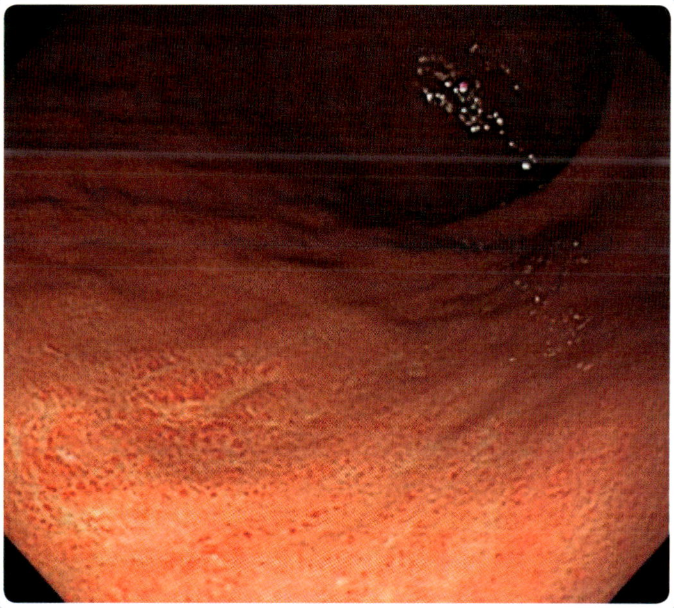

항혈전제 복용 후에 발생한 출혈성 위염은 헤마틴보다 밝은색으로 관찰된다. 보다 미세한 다발성 출혈 반점으로 구성되며, 선홍색으로 보인다. 항혈전제로 인한 출혈성 반점은 활동성 감염자에서 관찰되는 점상출혈과 달리 기저부나 상부 체부에 국한되지 않고, 분문부부터 유문부까지 위의 어느 곳에서나 발생할 수 있다.

참고문헌

1. Haruma K, Kato M, Inoue K, et al. Kyoto classification of gastritis, 2nd edition. Tokyo: Nihon Medical Center, 2018.
2. Hatta W, Iijima K, Koike T, et al. Endoscopic findings for predicting gastric acid secretion status. Dig Endosc 2015;27:582-589.

연습문제 4-3

다음 중 *H. pylori* 감염이 아닌 다른 원인에 인한 위산과다분비로 인해 관찰될 가능성이 높은 소견 2개를 고르시오.

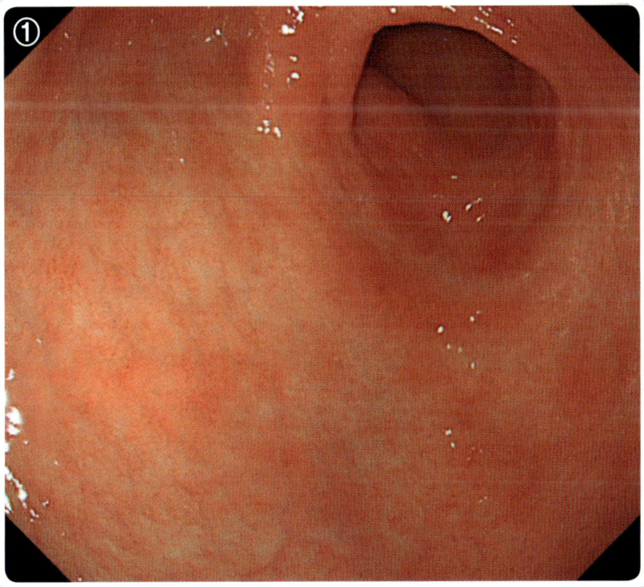

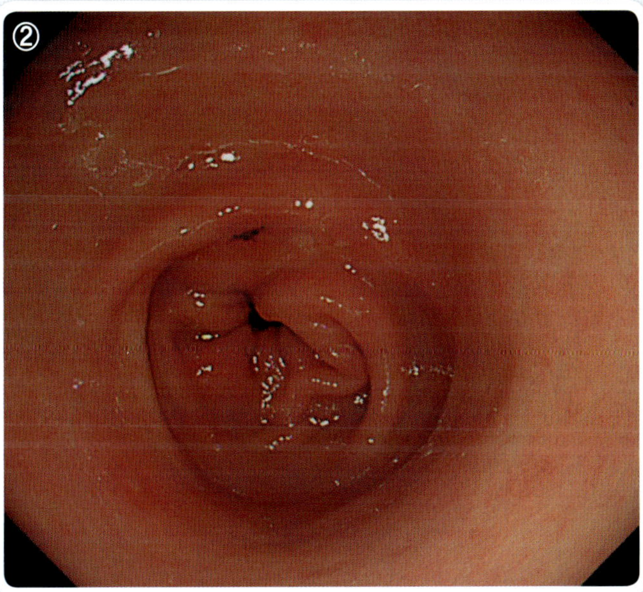

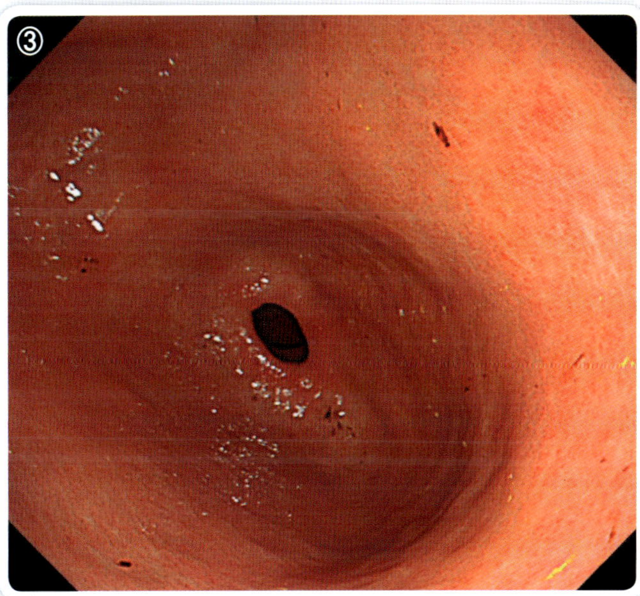

해답 ②, ③

해설 헤마틴, 얼룩성 발적, 함몰형 미란은 감염과 무관하게 위내 pH가 낮을 때 관찰될 수 있는 소견으로, ②번과 ③번에 해당한다. ①번은 장상피화생 시 관찰되는 얼룩성 발적으로, 만성 감염으로 인해 위내 pH는 상승된다.

4-4 약물로 인한 함몰형 병변

요점 정리

- 진통소염제나 항혈전제 복용으로 인한 위염은 전정부에서 다발성 병변으로 관찰되는 경우가 많다.
- 비스테로이드성 항염증제는 궤양이나 함몰형 미란을 유발하는 경향이 있고, 아스피린은 편평한 얼룩성 발적을 유발하는 경향이 있다.
- 헤마틴이나 융기형 미란이 함께 관찰되면 위산과다분비 상태임을 시사한다.

약물로 인한 위점막 손상은 다발성으로 발생하며, 증상을 동반한 경우가 많다. 아스피린이나 비스테로이드성 항염증제 (nonsteroidal anti-inflammatory drug, NSAID)는 주로 전정부의 점막을 손상시켜 궤양, 미란, 발적, 헤마틴 등을 유발한다. NSAID는 궤양이나 함몰형 미란을 유발하는 경향이 있고, 아스피린은 헤마틴이나 편평한 얼룩성 발적을 유발하는 경향이 있다.

그림 4-4-1

진통소염제를 복용한 환자의 전정부 소견

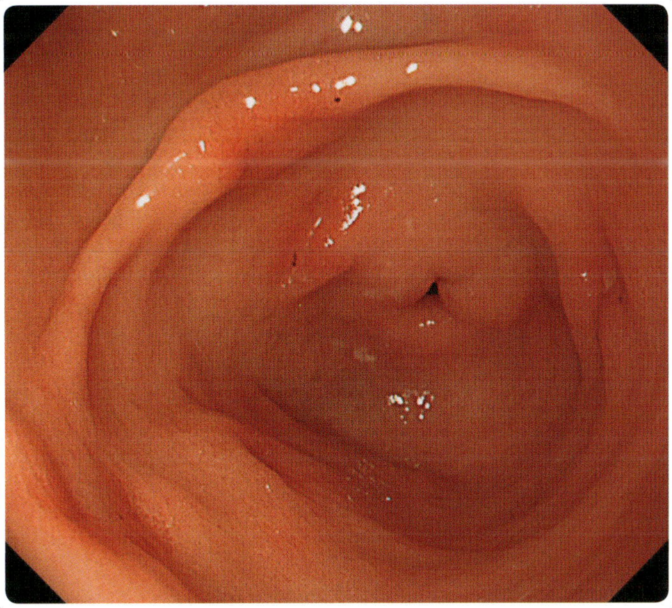

H. pylori 감염력이 없는 미감염자의 위에서 다발성 발적과 함몰형 미란이 관찰된다. NSAID나 아스피린이 흔한 원인으로, 중단하면 발적이 사라진다. 이 증례에서 관찰되는 발적은 대부분이 함몰형 미란이며, 1시 방향의 얼룩성 발적과 12시 방향의 헤마틴이 함께 관찰된다.

그림 4-4-2

관절약을 복용한 후에 속쓰림증으로 내원한 환자의 전정부 소견

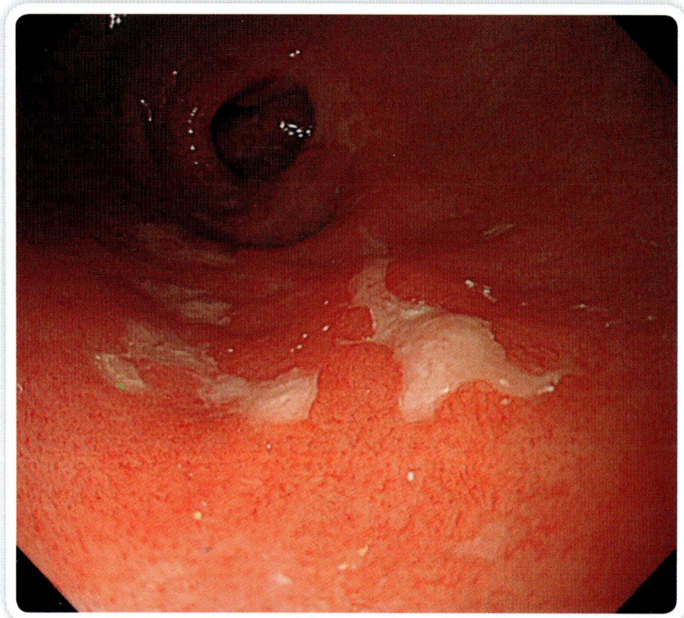

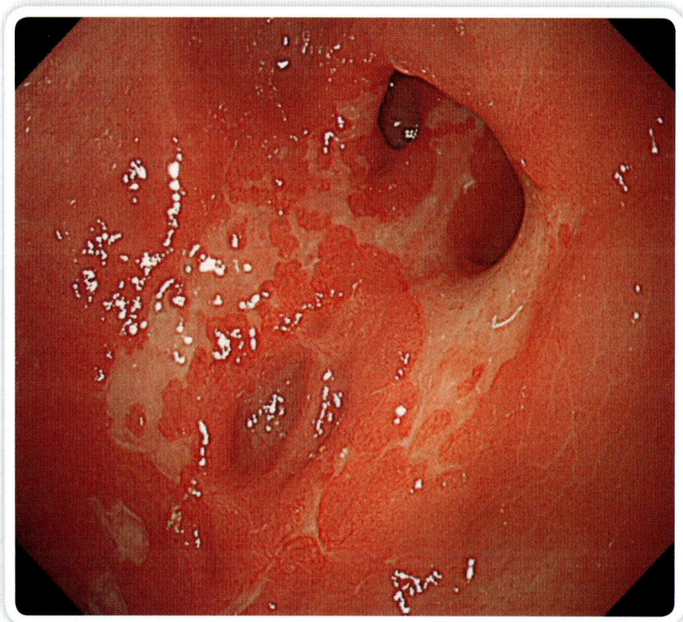

H. pylori 제균 치료를 받은 과거 감염자로, 다발성 지도상 궤양이 관찰되었다. *H. pylori* 감염성 위궤양은 단일 병변이 흔하며, 약물로 인한 궤양은 다발성 병변이 흔하다.

그림 4-4-3

위산분비능이 항진된 미감염자의 위내시경소견

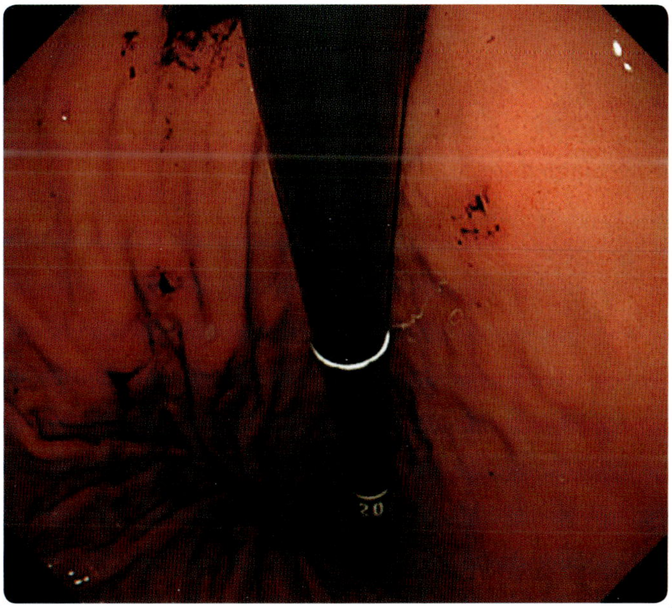

헤마틴과 여러 개의 체부 미란이 관찰된다. *H. pylori* 혈청검사에서 음성 소견을 보였으며, 혈청 펩시노겐 I 수치는>160 ng/mL로 측정되었다. 아스피린을 중단하도록 권했으며, 약물을 중단한 후에 명치부의 통증이 호전되었다.

위점막이 자극을 받으면 위세포의 분비능이 활성화되어 위산분비가 왕성해지고 위내 pH는 낮아진다. 위점막을 자극시키는 흔한 요인은 약물과 *H. pylori* 감염으로, 위점막분비능을 측정할 수 있는 비침습적인 방법으로는 혈청 펩시노겐 검사 (serum pepsinogen assay), 탄산칼슘 호기검사 (calcium carbonate breath test), 수소 호기검사 (hydrogen breath test) 등이 있다. 한편, 침습적인 방법으로는 위내 pH 측정 (intragastric pH measurement), 내시경적 가스트린 검사 (endoscopic gastrin test), 펜타가스트린과 테트라가스트린 흡인검사 (pentagastrin and tetragastrin aspiration tests) 등이 있다. 그러나 가스트린은 전정부의 내분비 G 세포 (endocrine G cell)에서 분비되므로, 위 전체의 분비능을 측정하는데 한계가 있다. 현재 전세계적으로 가장 많이 사용되고 있는 검사법은 혈청 펩시노겐 검사로서, 펩시노겐 (pepsinogen, PG) I과 PG II의 수치를 측정한다. PG I은 위의 기저부에서 분비되고 PG II는 위 전체에 분비되므로, PG I/II 비의 감소는 기저부의 세포까지 손상되어 위세포 분비능이 감소했다는 것을 시사한다. 혈청 펩시노겐 검사를 위암의 선별검사로 사용할 때는 PG I/II<3.0과 PG I<70 ng/mL의 조합을 체부 위축 (gastric corpus atrophy)의 진단기준으로 사용한다.

표 4-4-1 위내 산도와 *H. pylori*의 양에 따른 위점막의 내시경소견

	H. pylori 균이 많을수록 관찰되기 쉬운 내시경소견	*H. pylori* 균이 적을수록 (감염이 없을수록) 관찰되기 쉬운 내시경소견
위산과다일수록 (위내 pH가 낮을수록) 관찰되기 쉬운 소견	• 광범위한 발적 • 점상출혈 • 위주름비대 • 점막부종 • 끈적한 위액 • 결절성 위염	• 헤마틴 • 전정부의 융기형 미란 • 함몰형 미란 • 얼룩성 발적 • 선상 발적
위내 pH가 높을수록 관찰되기 쉬운 소견	• 위축성 위염 • 흰색 융기나 얼룩상 발적으로 관찰되는 화생성 위염	• 지도상 발적으로 관찰되는 화생성 위염* • 황색종* • 위저선 용종

*지도상 발적과 황색종은 현감염자보다 균이 사라진 후의 과거 감염자에서 더 흔함

참고문헌

1. Ghosh T, Lewis DI, Axon AT, et al. Review article: methods of measuring gastric acid secretion. Aliment Pharmacol Ther 2011;33:768-781.
2. Iwamoto J, Mizokami Y, Shimokobe K, et al Clinical features of gastroduodenal ulcer in Japanese patients taking low-dose aspirin. Dig Dis Sci 2010;55:2270-2274.
3. Kim Y, Yokoyama S, Watari J, et al. Endoscopic and clinical features of gastric ulcers in Japanese patients with or without *Helicobacter pylori* infection who were using NSAIDs or low-dose aspirin. J Gastroenterol 2012;47:904-911.
4. Lee SY. Endoscopic gastritis, serum pepsinogen assay, and *Helicobacter pylori* infection. Korean J Intern Med 2016;31:835-844.
5. Miki K. Gastric cancer screening using the serum pepsinogen test method. Gastric Cancer 2006;9:245-253.
6. Nagata N, Niikura R, Sekine K, et al. Risk of peptic ulcer bleeding associated with *Helicobacter pylori* infection, nonsteroidal anti-inflammatory drugs, low-dose aspirin, and antihypertensive drugs: a case-control study. J Gastroenterol Hepatol 2015;30:292-298.
7. Rehfeld JF, Bardram L, Hilsted L, et al. Pitfalls in diagnostic gastrin measurements. Clin Chem 2012;58:831-836.
8. Rogoveanu OC, Streba CT, Vere CC, et al. Superior digestive tract side effects after prolonged treatment with NSAIDs in patients with osteoarthritis. J Med Life 2015;8:458-461.
9. Yamamoto T, Isono A, Ebato T, et al. Prevalence of gastroduodenal mucosal injury in asymptomatic patients taking antiplatelet agents in Japan. Int J Clin Pharmacol Ther 2009;47:722-725.

연습문제 4-4

H. pylori 감염과 무관한 발적은?

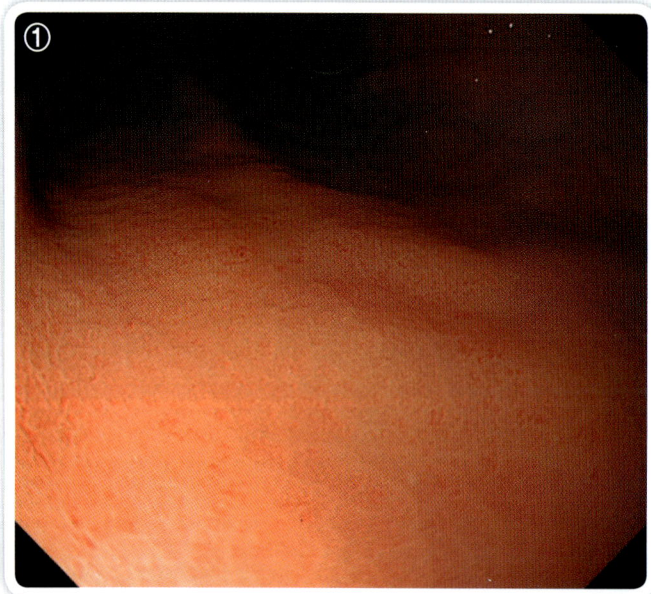

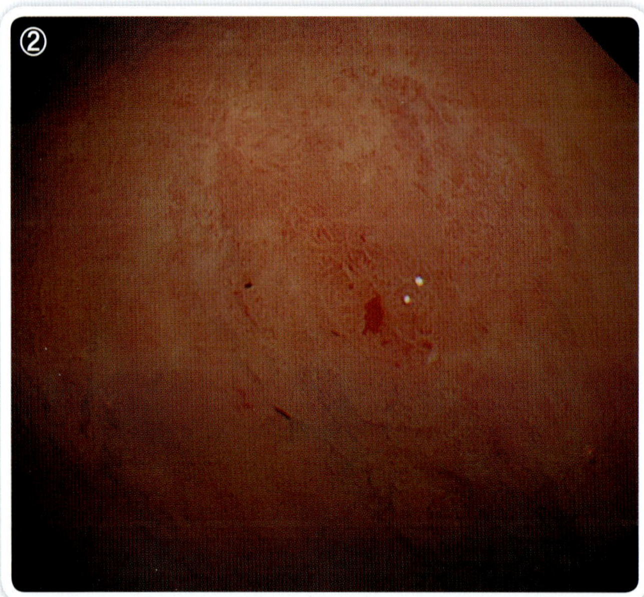

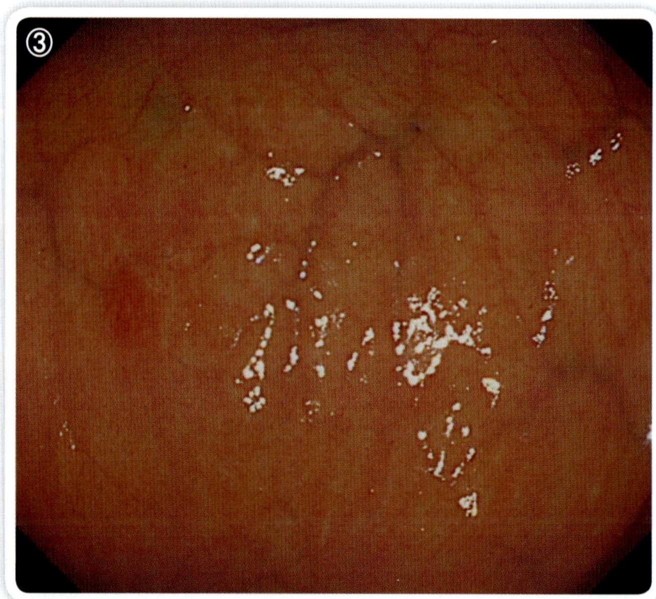

해답 ③

해설 ①번은 활동성 *H. pylori* 감염이 있을 때 관찰되는 미만성 발적이다. ②번은 활동성 감염을 시사하는 점상출혈로, 조직검사에서 *H. pylori* 감염과 저위도의 위 말트림프종으로 확진되었다. ③번은 *H. pylori* 감염이 없는 미감염자에서 우연히 발견된 발적이다.

4-5 약물로 인한 융기형 병변

요점 정리

- 약물 복용으로 인한 용종은 기저부 근처에서 위저선 용종처럼 상피하 병변으로 보이는 경우가 흔하며, 위점막이 손상되지 않은 미감염자일수록 호발한다.
- 위산억제제를 장기간 복용하면 위저선 용종, 선와상피증식증, 울퉁불퉁한 조약돌 모양의 융기, 과형성 용종 등이 발생할 수 있다.

양성자펌프억제제 (proton pump inhibitor, PPI)나 칼슘경쟁적 위산분비억제제 (potassium-competitive acid blocker, P-CAB)를 장기간 복용하면 벽세포가 억제되고 가스트린 세포 (gastrin cell)와 장크롬친화성 세포 (enterochromaffin cell)가 활성화되면서, 기저부와 체부 상부에서 융기성 병변이 관찰될 수 있다. 위저선 용종 (fundic gland polyp)은 기저부에서 1~2 mm 크기로 작게 여러 개 발생하는 경향이 있고, 선와상피세포 증식증 (foveolar cell hyperplasia)은 5 mm 전후의 다발성 백색 편평 융기 (multiple white and flat elevated lesions)로 관찰된다. 융기된 상피하 병변들이 울퉁불퉁한 융기처럼 보이면, 위산억제제 복용으로 인한 위저선 증식 (fundic gland hyperplasia) 및 조약돌 모양 병변 (gastric cobblestone-like lesion)을 감별해야 한다. 유암종 (carcinoid tumor)은 장크롬친화성 세포 (enterochromaffin cell)의 증식으로 인해 발생하는 신경내분비 종양 (neuroendocrine tumor)으로, 위산억제제 장기 복용 시 발생할 수 있다고 하지만, 우리나라에서는 아직 희귀하다. 위점막 분비능이 손상된 *H. pylori* 감염자에서는 드물기 때문으로 추정된다.

그림 4-5-1

기저부에서 발견된 위저선 용종

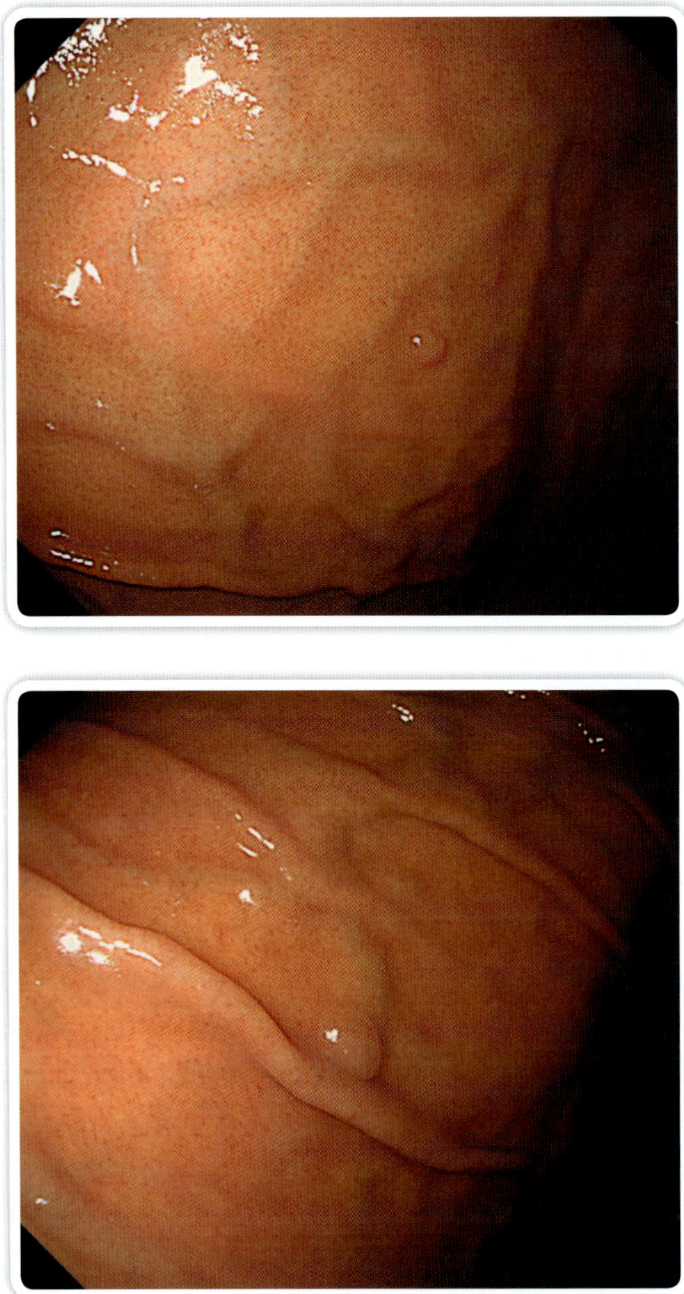

2 mm 전후의 작은 크기의 상피하 용종이 기저부나 체부에서 관찰되면 위저선 용종일 가능성이 높다. 크기가 1 cm 이상으로 큰 단일 용종인 경우에는 *H. pylori* 미감염자에서 발생하는 드문 위암의 원인이 될 수 있으므로, 내시경적 절제술로 확인하는 것이 안전하다.

그림 4-5-2

양성자펌프억제제를 1년 이상 복용한 미감염자의 분문부 소견

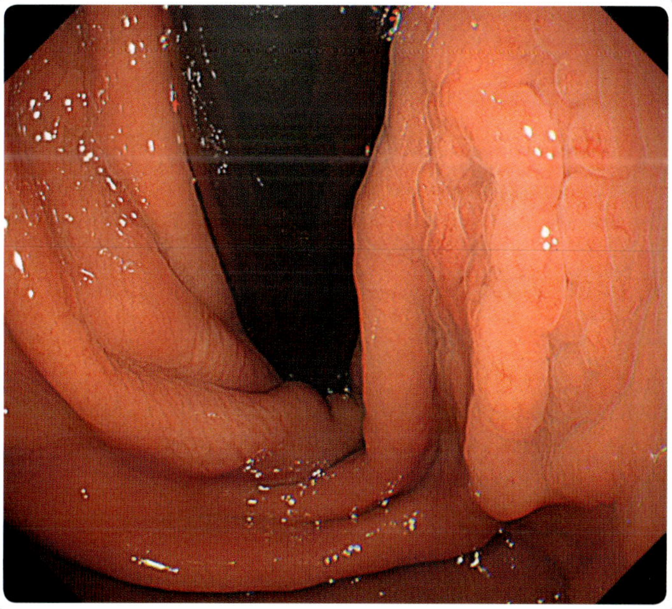

조약돌 모양의 위점막 소견을 보였으며, 조직검사에서 위저선 증식으로 진단되었다.

그림 4-5-3

아스피린과 양성자펌프억제제를 장기간 복용한 과거 감염자의 분문부 소견

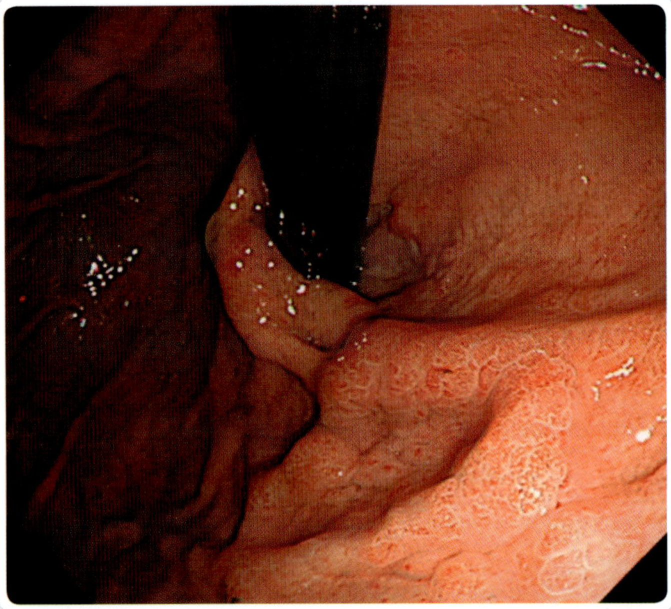

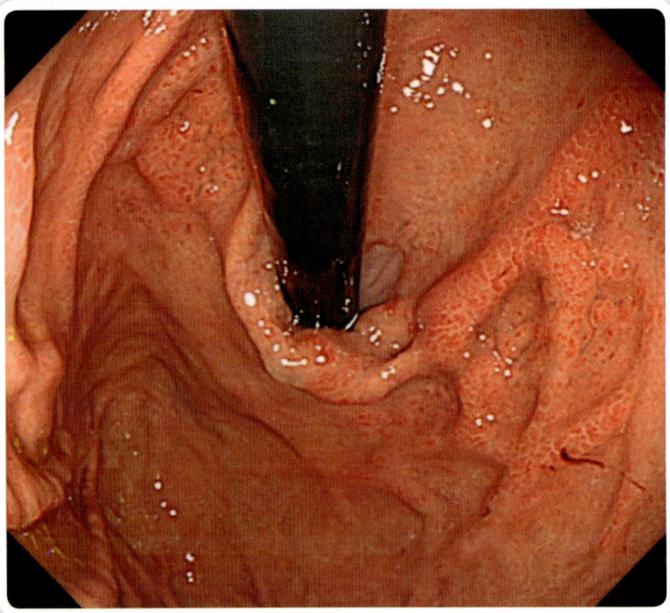

속쓰림증을 호소한 47세 남자로 10년 전에 제균 치료를 받았으며, *H. pylori* 추적검사에서도 음성으로 보고되었다. 고혈압과 식도염 약으로 암로디핀 5 mg + 아스피린 100 mg + 양성자펌프억제제 20 mg을 5년간 매일 복용했다고 한다. 분문부와 기저부에서 헤마틴과 발적을 동반한 조약돌 모양의 상피하 융기가 관찰되었다.

그림 4-5-4

양성자펌프억제제를 5년간 복용한 환자의 상부와 하부의 체부 소견

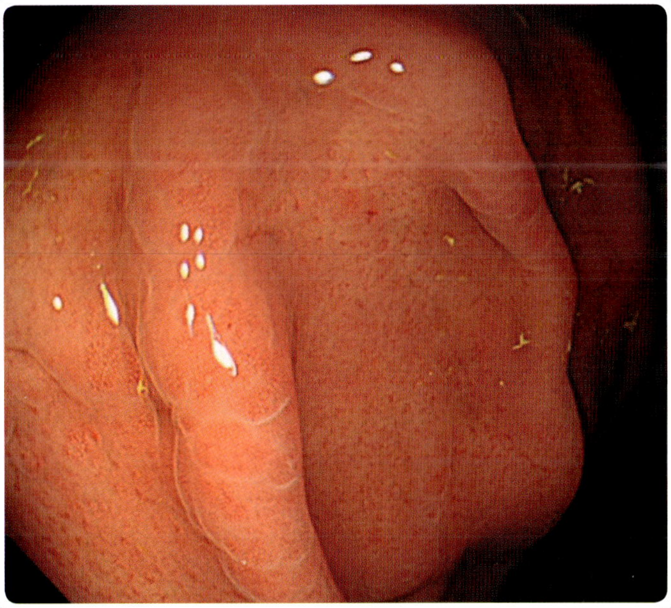

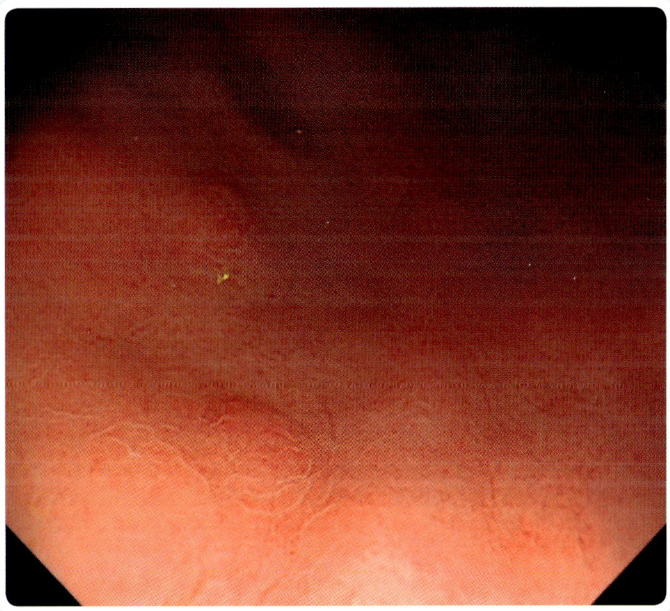

점막부종과 작은 융기성 병변들이 체부에서 관찰되었으며, 위저선 증식증과 과형성 변화를 보였다. *H. pylori* 감염으로 인한 위염과 비교할 때, 발적의 수가 적고 비교적 균일하게 관찰되었는데, 이는 장상피화생 변화가 없어서 지도상 발적이나 얼룩성 발적처럼 불규칙한 변화가 없기 때문으로 추정된다.

그림 4-5-5

미감염자의 기저부에서 진단된 다발성 백색 편평 융기

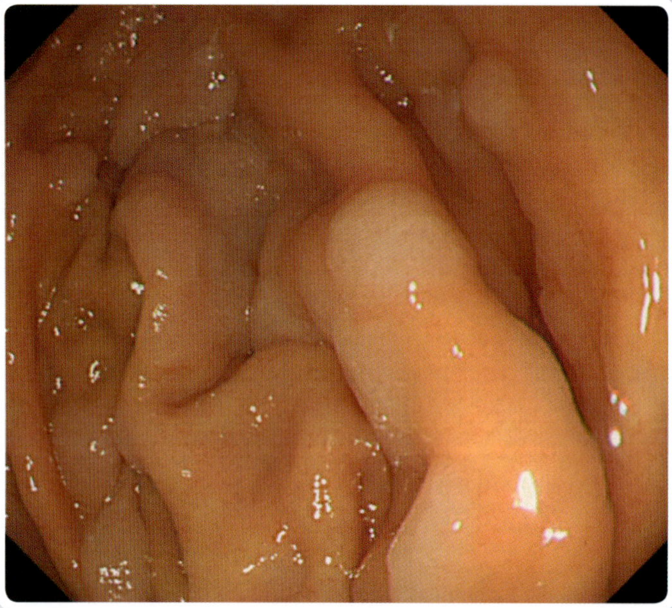

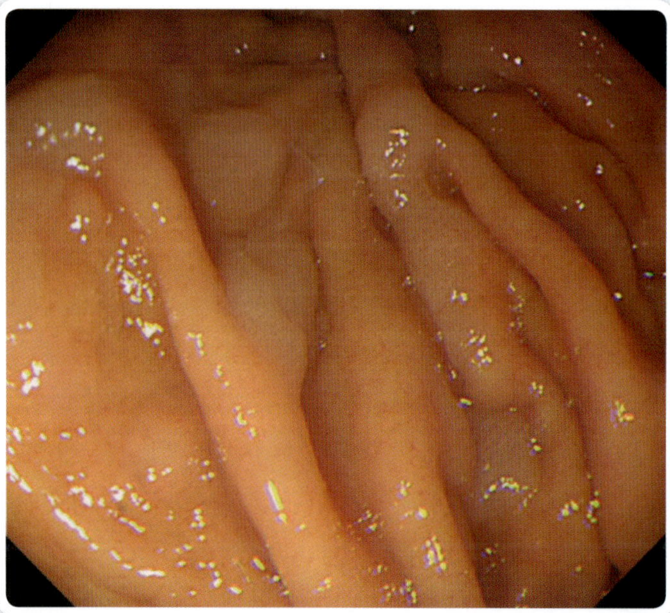

H. pylori 감염력이 없는 미감염자가 장기간 양성자펌프억제제를 복용했을 때 관찰될 수 있는 소견으로, 남성보다 상대적으로 위축성 위염이 드문 여성에서 흔하다. 체부 상부와 기저부의 선와상피 과형성으로 인해 발생한다.

참고문헌

1. Adachi K, Mishiro T, Okada M, et al. Prevalence of multiple white and flat elevated lesions in individuals undergoing a medical checkup. Intern Med 2018;57:1213-1218.
2. Anjiki H, Mukaisho KI, Kadomoto Y, et al. Adenocarcinoma arising in multiple hyperplastic polyps in a patient with *Helicobacter pylori* infection and hypergastrinemia during long-term proton pump inhibitor therapy. Clin J Gastroenterol 2017;10:128-136.
3. Hatano Y, Haruma K, Kamada T, et al. Factors associated with gastric black spot, white flat elevated mucosa, and cobblestone-like mucosa: a cross-sectional study. Digestion 2018;98:185-193.
4. Hongo M, Fujimoto K; Gastric Polyps Study Group. Incidence and risk factor of fundic gland polyp and hyperplastic polyp in long-term proton pump inhibitor therapy: a prospective study in Japan. J Gastroenterol 2010;45:618-624.
5. Iwamuro M, Tanaka T, Sakae H, et al. Okada H. Two cases of white globe appearance in non-cancerous stomach. Ecancermedicalscience 2018;12:856.
6. Kiso M, Ito M, Boda T, Kotachi T, et al. Endoscopic findings of the gastric mucosa during long-term use of proton pump inhibitor - a multicenter study. Scand J Gastroenterol 2017;52:828-832.
7. Shiotani A, Katsumata R, Gouda K, et al. Hypergastrinemia in long-term use of proton pump inhibitors. Digestion 2018;97:154-162.
8. Takahari K, Haruma K, Ohtani H, et al. Proton pump inhibitor induction of gastric cobblestone-like lesions in the stomach. Intern Med 2017;56:2699-2703.
9. Uemura N, Kinoshita Y, Haruma K, et al. Rationale and design of the VISION study: a randomized, open-label study to evaluate the long-term safety of vonoprazan as maintenance treatment in patients with erosive esophagitis. Clin Exp Gastroenterol 2018;11:51-56.
10. Yamashita H, Kanamori A, Kano C, et al. The effects of switching to vonoprazan, a novel potassium-competitive acid blocker, on gastric acidity and reflux patterns in patients with erosive esophagitis refractory to proton pump inhibitors. Digestion 2017;96:52-59.

연습문제 4-5

*H. pylori*에 감염된 적이 없는 미감염자가 양성자펌프억제제를 장기간 복용한 뒤, 시행받은 위내시경 검사 소견이다. 기저부와 분문부에서 위저선 증식이 진단되었을 때, 관찰될 가능성이 높은 분문부 소견은?

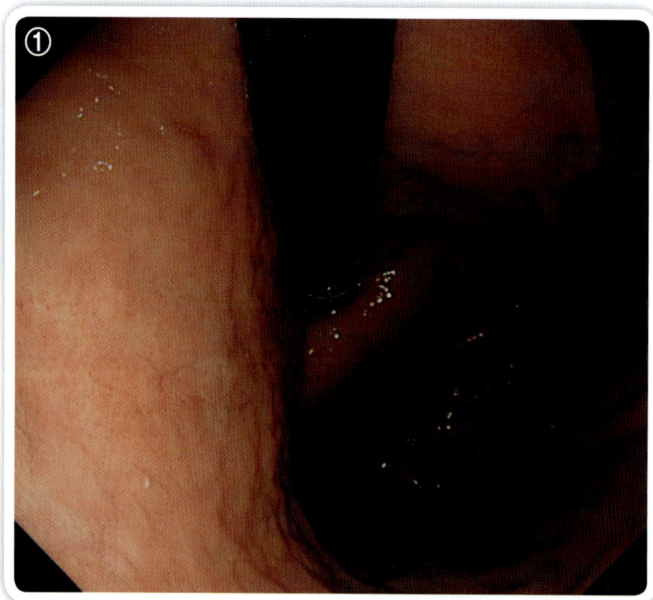

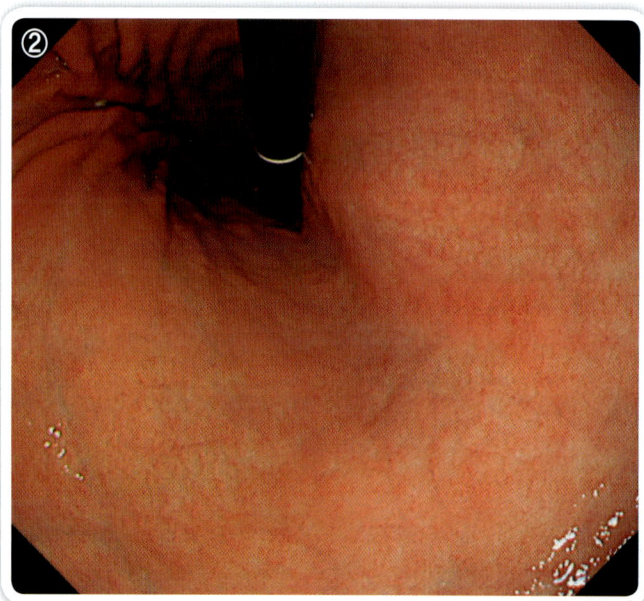

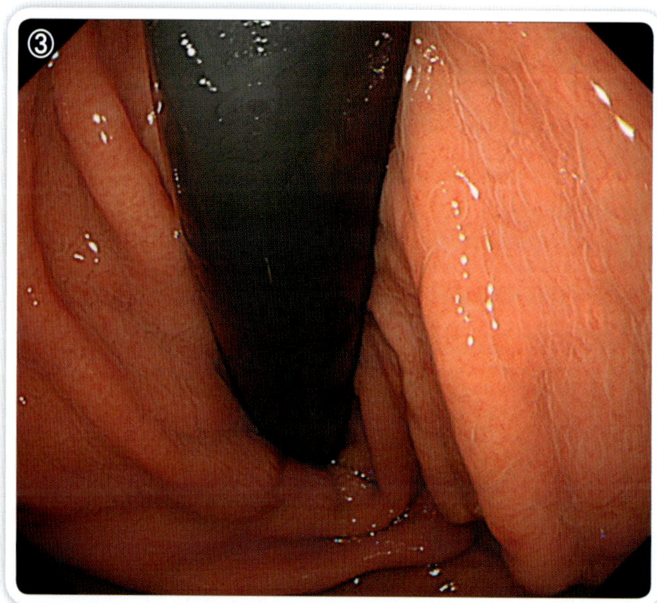

해답 ③

해설 양성자펌프억제제 복용 시 발생할 수 있는 대표적인 병변은 위저선 용종과 조약돌 모양의 융기로, ③번에서 위저선 증식으로 인한 상피하 융기형 병변이 관찰된다. ①번은 화생성 위염이며, ②번은 위축성 위염 소견이다.

4-6 위장관 기질종양

요점 정리

- 위장관 기질종양은 근육층에서 발생하는 상피하 종양이다.
- *H. pylori* 감염과 무관하며, 크기가 클수록 악성화될 위험성이 높으므로 절제술을 권한다.

위장관 기질종양 (gastrointestinal stromal tumor, GIST)은 근육층에 위치하는 interstitial cell of Cajal (ICC)의 전구줄기세포에서 기원하는 종양이다. *H. pylori* 감염 여부와 상관 없이 발생하며, 크기가 큰 경우에는 악성일 가능성이 높으므로 절제술을 권한다.

표 4-6-1 위의 상피하 종양

	견고성	기원하는 위벽의 층	호발 부위	반향정도	균질성
위장관 기질종양 (GIST)	단단함 > 말랑함	4층, 2층	체부	저에코	비균일 ~ 균일
신경내분비세포종양 (NET)	단단함	2~3층	체부	저에코 ~ 동일에코	균일
말트 (MALT) 림프종	말랑함 > 단단함	2~3층	위 전체	저에코 ~ 무에코	비균일 ~ 균일
선암 (adenocarcinoma)	단단함	1~5층	위 전체	혼합형 에코와 불분명한 경계	비균일
이소성 췌장 (ectopic pancreas)	말랑함 > 단단함	3~4층	전정부	저에코~혼합형 에코 (+무에코인 췌관)	비균일 ~ 균일
평활근종 (leiomyoma)	말랑함	4층, 2층	체부	저에코	균일
정맥류 (varix)*	말랑함	3층	기저부	무에코	균일
지방종 (lipoma)	말랑함	3층	전정부	고에코	균일
신경초종 (schwannoma)**	단단함 > 말랑함	4층	체부	저에코	균일
과립세포종양 (granular cell tumor)	말랑함 > 단단함	2~3층	체부~기저부	저에코	균일
염증성 섬유양 용종 (inflammatory fibroid polyp)	단단함	2~3층	전정부	저에코~혼합형 에코와 불분명한 경계	균일
사구종양 (glomus tumor)	말랑함	4층	전정부	저에코 (+고에코인 반점들)	비균일

GIST, gastrointestinal stromal tumor; NET, neuroendocrine tumor; MALT, mucosa-associated lymphoid tissue.
위벽의 층: 점막층 (1층), 점막근판층 (2층), 점막하층 (3층), 근육층 (4층), 장막층 (5층)
*정맥류는 낭종, 림프관종, 혈관종, 위저선 용종 등 액체성분이 들어있는 상피하 종양들과 유사한 초음파 내시경소견을 보임.
**신경초종은 육아종, 아밀로이드증, 신경주막종 (perineuroma)과 유사한 초음파 내시경소견을 보임.

그림 4-6-1

H. pylori 감염력이 없는 미감염자에서 진단된 위장관 기질종양

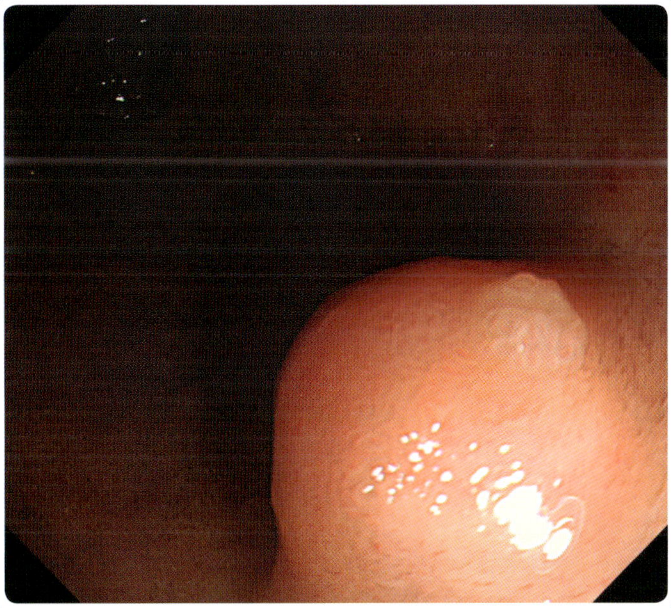

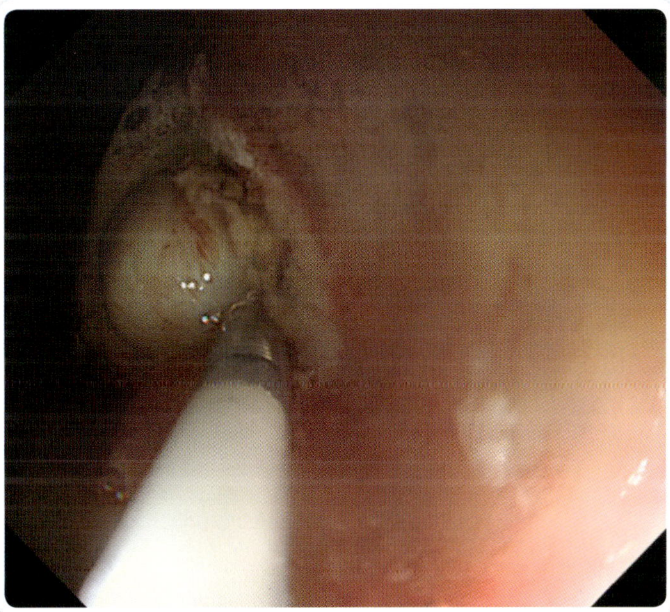

내시경으로 절제한 뒤, 0.8 × 0.5 cm 크기의 gastrointestinal stromal tumor, very low risk group (mitosis: 0/50 HPF)로 진단되었다. 특수면역염색검사에서는 CD34 양성, CD117 (C-KIT) 양성, S-100 음성, SMA 음성, DOG-1 양성, Ki-67 0.7%에서 양성 (counted cells: 521) 소견을 보였다.

참고문헌

1. Bang CS, Baik GH, Shin IS, et al. Endoscopic submucosal dissection of gastric subepithelial tumors: a systematic review and meta-analysis. Korean J Intern Med 2016;31:860-871.
2. Choi CW, Kang DH, Kim HW, et al. Direct endoscopic biopsy for subepithelial tumor larger than 20 mm after removal of overlying mucosa. Scand J Gastroenterol 2017;52:779-783.
3. Gong EJ, Kim DH. Endoscopic ultrasonography in the diagnosis of gastric subepithelial lesions. Clin Endosc 2016;49:425-433.
4. Kim SG. Incidental gastrointestinal subepithelial mass. Korean J Gastroenterol 2010;56:341-345.
5. Kim SY, Kim KO. Management of gastric subepithelial tumors: The role of endoscopy. World J Gastrointest Endosc 2016;8:418-424.
6. Min YW, Park HN, Min BH, et al. Preoperative predictive factors for gastrointestinal stromal tumors: analysis of 375 surgically resected gastric subepithelial tumors. J Gastrointest Surg 2015;19:631-638.
7. Park CH, Kim EH, Jung DH, et al. Impact of periodic endoscopy on incidentally diagnosed gastric gastrointestinal stromal tumors: findings in surgically resected and confirmed lesions. Ann Surg Oncol 2015;22:2933-2939.

4-7 낭종성 위염

요점 정리

- 낭종성 위염은 *H. pylori* 감염과 무관한 상피하 종양이다.
- 점막층에 국한된 표재성 낭종성 위염과 점막하층까지 침범한 심부 낭종성 위염으로 구분된다.

낭종성 위염은 *H. pylori* 감염 여부와 무관하게 발생하는 낭종이다. 표재성 낭종성 위염(gastritis cystica superficialis)은 낭종이 점막층에 국한되어 있으며, 심부 낭종성 위염(gastritis cystica profunda)은 낭종이 점막하층까지 침범되어 있다. 낭종이 큰 경우에는 악성 종양과 감별하기 위해서라도 내시경적 절제술을 시행한다.

그림 4-7-1

표재성 낭종성 위염

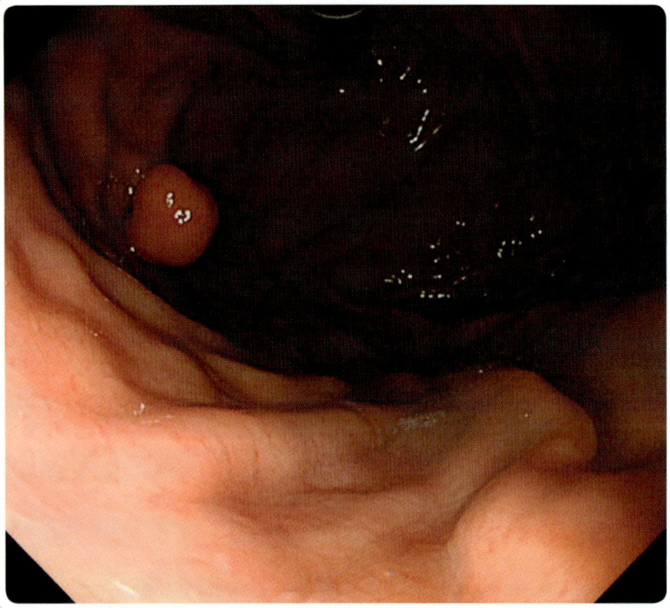

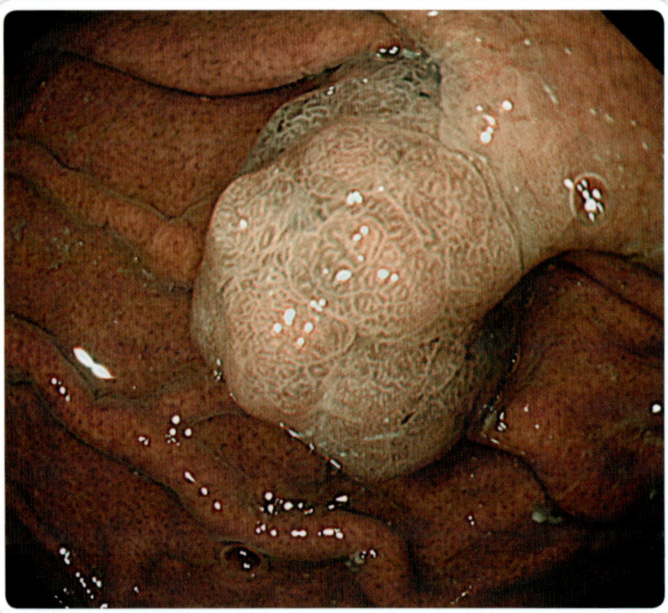

H. pylori 감염력이 없는 미감염자에서 우연히 발견되었다. 내시경적 절제술을 시행한 결과, 점막층에 국한된 낭종성 위염으로 진단되었다.

그림 4-7-2

심부 낭종성 위염

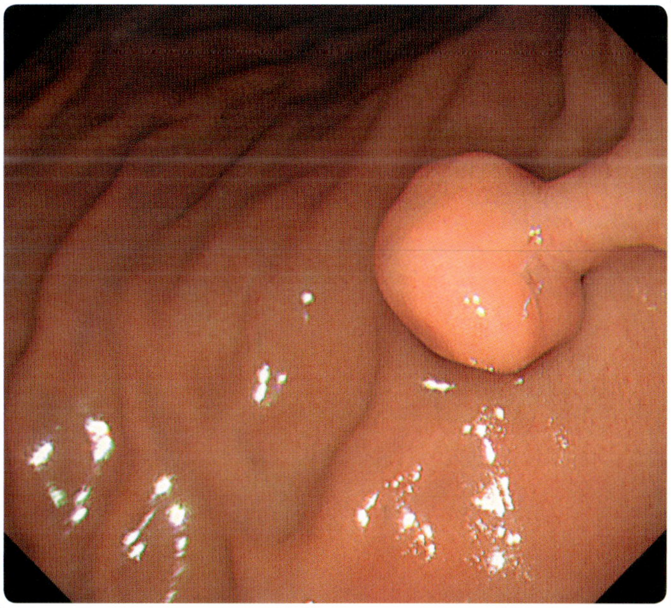

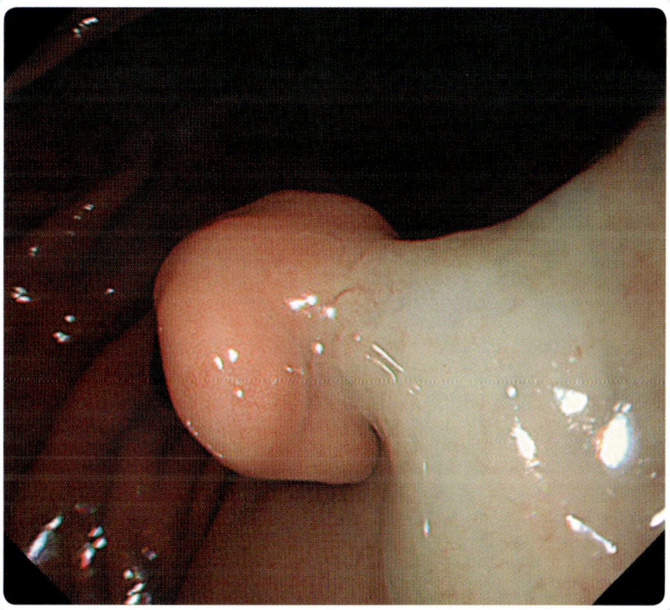

미감염자에서 우연히 진단되어 내시경적 절제술을 시행하였다. 절제 후, 점막하층까지 침범한 낭종성 위염으로 진단되었다.

참고문헌

1. Tsuji T, Iwahashi M, Nakamori M, et al. Multiple early gastric cancer with gastritis cystica profunda showing various histological types. Hepatogastroenterology 2008;55:1150-1152.

2. Franzin G, Musola R, Zamboni G, et al. Gastritis cystica polyposa: a possible precancerous lesion. Tumori 1985;71:13-18.

4-8 자가면역성 위염

요점 정리

- 자가면역성 위축성 위염은 기저부에 국한된 위축을 보이며, 항 위벽세포 항체가 양성으로 보고된다.
- 비타민 B12와 내인성 인자 감소로 인한 빈혈이 동반된다.
- 기저부의 심한 위축으로 주로 혈청 펩시노겐 I 수치만 감소하는 대표적인 A형 위염이다.

자가면역성 위염 (autoimmune gastritis)은 기저부에만 점막하 혈관상이 관찰되고, 체부와 전정부는 위축이 없는 정상 소견을 보인다. 기저부의 심한 위축으로 인해 혈청 펩시노겐 (pepsinogen, PG) I 수치가 PG II 수치보다 현저히 낮게 측정되는 것이 특징이다. 기저부 위축으로 인해 위산 분비도 현저히 감소한다. *H. pylori* 감염력이 없는 미감염자의 기저부에서만 위축이 관찰되면 A형 위염을 의심하고 항 위벽세포 항체 (anti-parietal cell antibody)를 확인해야 한다. 비타민 B12와 내인성 인자 (intrinsic factor) 감소로 인한 빈혈도 자가면역성 위염을 진단하는데 도움이 된다. 최근에는 동양인 진단 예도 증가하고 있는데, 무증상 일본인에서 위암 검진 시 우연히 자가면역성 위염이 발견될 가능성은 0.49%라고 한다.

그림 4-8-1

50세 러시아 남성의 기저부 소견

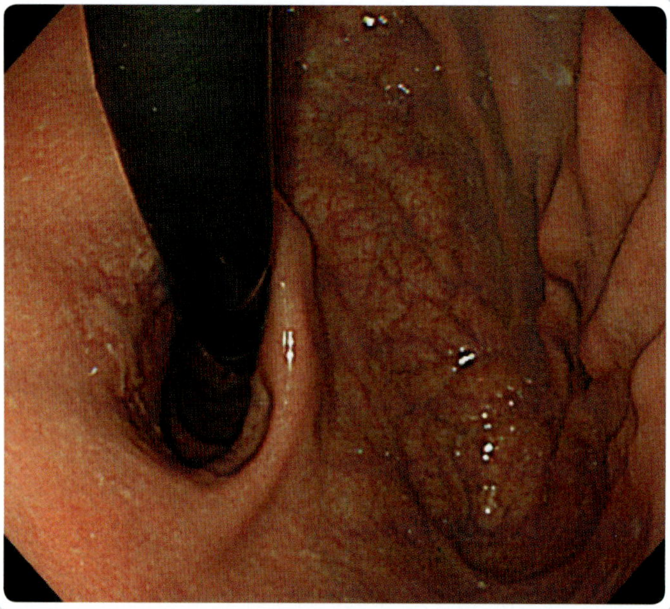

기저부에 국한된 위축이 관찰된다. 내시경 검사 전에 채혈한 검사에서 혈청 anti-*H. pylori* IgG는 음성으로 보고되었으며, 혈청 PG I 수치는 2.5 ng/mL, PG II 수치는 8.7 ng/mL, PG I/II 비는 0.2로 측정되었다.

그림 4-8-2

위 증례의 위각과 전정부 소견

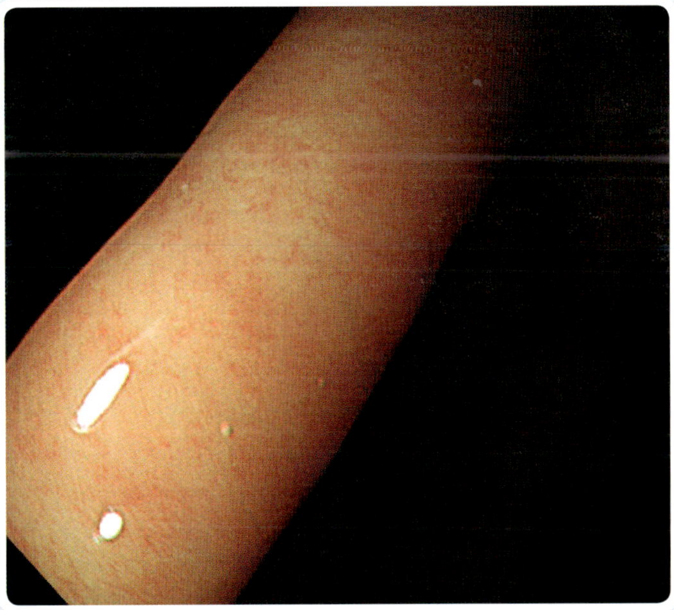

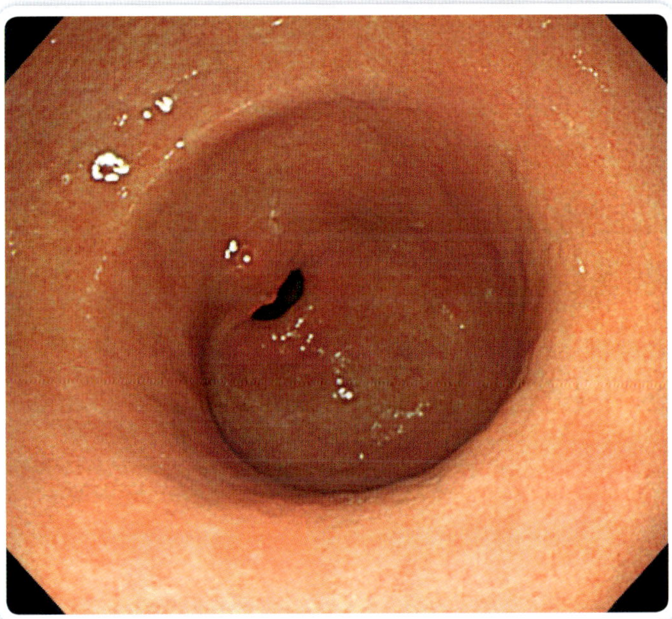

기저부를 제외한 다른 부위에서는 점막하 혈관상이 관찰되지 않았다. 기저부에서만 위축이 관찰되고, 혈청 PG I 수치만 현저히 감소되어 있어서 A형 위염으로 진단하였다.

표 4-8-1 A형 위염과 B형 위염의 차이

	A형 위염	B형 위염
위축의 위치	기저부에 국한	전정부에서 점차 체부로 진행한 뒤, 분문부와 기저부까지 진행
혈청 펩시노겐 수치	PG I만 현저하게 감소	PG I, PG II 모두 감소
관련 질환	자가면역성 질환 악성 빈혈 비타민 B 결핍	*H. pylori* 감염

참고문헌

1. Furuta T, Yamade M, Kagami T, et al. Clinical problems of autoimmune gastritis: features of pepsinogen, endoscopic findings, association with *H. pylori* eradication. Jpn J Helicobacter Res 2018;19:106-109.
2. Notsu T, Adachi K, Mishiro T, et al. Prevalence of autoimmune gastritis in individuals undergoing medical checkups in Japan. Intern Med 2019; Epub ahead of print.
3. Zhang H, Jin Z, Cui R, et al. Autoimmune metaplastic atrophic gastritis in Chinese: a study of 320 patients at a large tertiary medical center. Scand J Gastroenterol 2017;52:150-156.

4-9 호산구성 위염

요점 정리

- 흰색 부착물이 특징적이며, 광범위한 발적이나 편평한 미란이 동반되기도 한다. 스테로이드 치료 시 내시경소견이 호전된다.
- *H. pylori* 감염 시에는 다발성 과형성 용종이 동반될 수 있으며, 큰 용종에 대해서는 내시경적 절제술이 필요하다.

호산구 침윤으로 인한 위염은 흰색 부착물과 부종이 특징적이며, 광범위한 발적이나 편평한 미란이 동반되기도 한다. 식품 알레르기와 동반된 경우가 흔하며, 점막형의 경우에는 부종으로 인한 협착 증상이 발생할 수 있다. 스테로이드 치료 시 위내시경소견이 다소 호전되지만, 큰 용종은 사라지지 않으므로 내시경적 절제술로 제거한다.

그림 4-9-1

식품 알레르기를 진단받은 환자에서 관찰된 호산구성 위염 소견

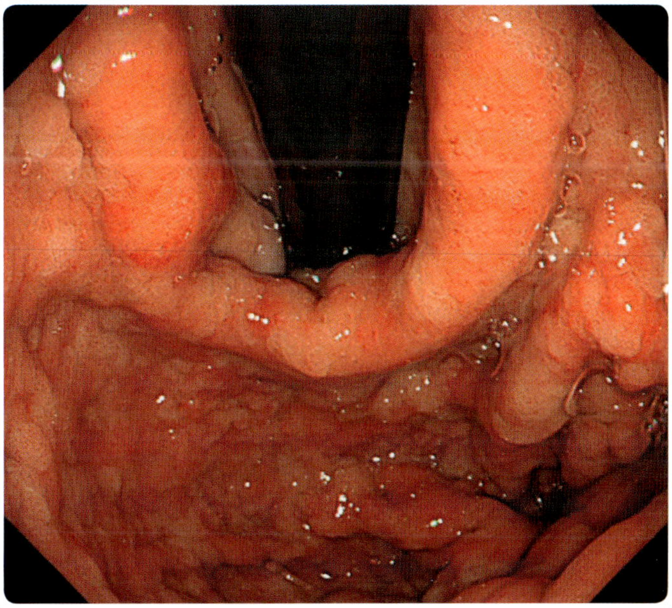

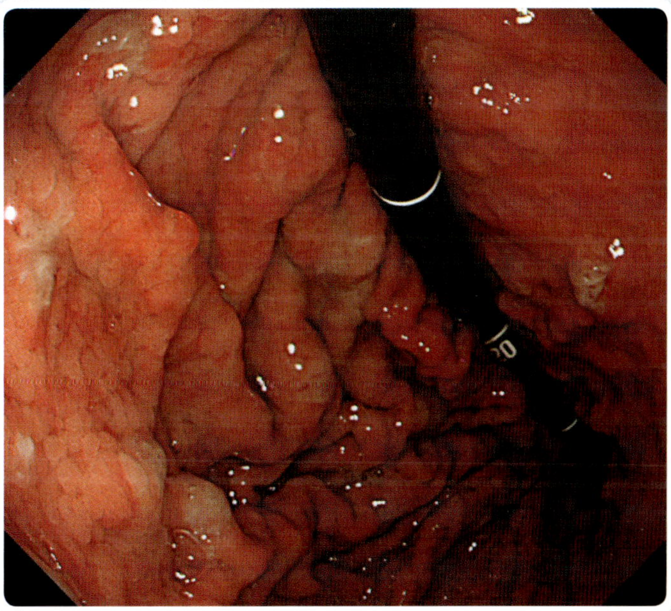

호산구 침윤과 *H. pylori* 활동성 감염이 함께 진단되었다. 체부와 분문부 및 기저부에서 다발성 용종이 발견되었으며, 절제 후에 과형성 용종과 염증성 용종으로 진단되었다. *H. pylori* 제균 치료와 스테로이드 복용 후에 명치부의 통증과 불편감은 호전되었다.

참고문헌

1. Alhmoud T, Hanson JA, Parasher G. Eosinophilic gastroenteritis: An underdiagnosed condition. Dig Dis Sci 2016;61:2585-2592.

2. Choi SJ, Jang YJ, Choe BH, et al. Eosinophilic gastritis with gastric outlet obstruction mimicking infantile hypertrophic pyloric stenosis. J Pediatr Gastroenterol Nutr 2014;59:e9-e11.

3. Imaeda H, Yamaoka M, Ohgo H, et al. Eosinophil infiltration in the upper gastrointestinal tract of patients with bronchial asthma. Allergol Int 2016;65:S6-S10.

4. Lee SP, Lee SY, Kim JH, et al. Correlation between *Helicobacter pylori* infection, IgE hypersensitivity, and allergic disease in Korean adults. Helicobacter 2015;20:49-55.

5. Nakamura A, Iwaya Y, Iwaya M, et al. Eosinophilic gastroenteritis complicated with *Helicobacter pylori* infection unresponsive to eradication therapy. Intern Med 2014;53:2061-2066.

4-10 역류성 식도염과 바렛식도

요점 정리

- 역류성 식도염은 *H. pylori* 감염률이 낮은 지역일수록 흔하며, 식도열공과 흔히 동반된다.
- 바렛식도는 위의 원주세포상피와 식도의 편평세포상피의 경계선에서 하부 식도의 가상 긴 원주세포상피까지의 길이가 3 cm 이상일 때 호발한다. 내시경 검사 시 3 cm 이상으로 관찰되면, 긴 원주세포상피에서 조직검사해서 바렛식도인지 확인한다. 장상피화생으로 확진되어야 바렛식도로 진단할 수 있다.

역류성 식도염 (gastroesophageal reflux disease, GERD)은 *H. pylori* 감염이 없는 경우에 호발하지만, 우리나라처럼 감염자가 많은 지역에서는 *H. pylori* 감염과 역류성 식도염이 동시에 진단되는 경우도 많다. 일본헬리코박터학회에서 2016년에 발행한 책자에 의하면 GERD가 있는 *H. pylori* 감염자는 제균 치료 후에 GERD도 호전된다. 그 이유는 *H. pylori* 감염성 체부 위염으로 인해 위점막이 자극되어 발생했던 과도한 위산분비가 제균 치료 후에 호전되기 때문이다. 즉, 활동성 *H. pylori* 감염자에서 발생한 GERD는 제균 치료 후에 호전될 수 있다.

역류성 식도염은 식도열공 (hiatal hernia)이 있을수록 흔하며, 혈청 펩시노겐 I/II 비가 높을수록 흔하다. 역류성 식도염은 *H. pylori* 감염 여부보다 환경 요인이 발병에 영향을 주므로, 재발을 막기 위해서는 체중감소나 취침하기 3시간 전부터 금식하는 등 생활습관 교정이 필요하다.

표 4-10-1 역류성 식도염과 식도열공의 분류

식도염의 Los Angeles (LA) 분류	
LA-A	하부식도에서 관찰되는 미란의 길이가 5 mm 미만
LA-B	하부식도에서 관찰되는 미란의 길이가 5 mm 이상
LA-C	미란이 위식도접합부 둘레의 75% 미만
LA-D	미란이 위식도접합부 둘레의 75% 이상
식도열공의 분류	
Hernia A	식도열공의 크기가 3 cm 이상
Hernia B	식도열공의 크기가 3 cm 미만
Hernia C	식도열공의 크기가 1 cm 미만

바렛식도 (Barett's esophagus)는 하부 식도로 돌출된 긴 원주세포상피 (columnar cell epithelium)에서 장상피화생을 시사하는 술잔세포 (goblet cell)가 보이면 진단할 수 있다. 위의 원주세포상피와 식도의 편평세포상피 (squamous cell epithelium)의 경계선 (circumferential extent)을 기준으로 할 때, 가장 긴 원주세포상피의 높이 (maximal extent)가 3 cm 이상 차이가 나면 바렛식도일 가능성이 높으므로, 조직검사로 확인한다. 참고로 일본에서 유독 바렛식도의 유병률이 높은 이유는 바렛식도의 진단 기준에 조직검사 소견이 들어가지 않기 때문이다. 일본에서는 조직검사 소견 없이 내시경소견으로 바렛식도를 진단하므로, 논문을 읽을 때 주의해야 한다.

표 4-10-2 미국과 일본의 바렛식도 진단기준의 차이

	미국	일본
조직검사 소견	장상피화생이 증명되면 바렛식도로 진단	장상피화생 없이 원주상피 (columnar epithelium)만 보여도 바렛식도로 진단
내시경 소견	위식도 접합부에서 최소한 1 cm 이상 돌출된 점막이 보이면 진단	길이와 무관하게 위식도 접합부에서 돌출된 점막이 보이면 진단
위식도 접합부	위주름의 근위부 (proximal gastric folds)가 위식도 접합부에 해당	식도 혈관상의 원위부 (distal palisade vessels)가 위식도 접합부에 해당 (단, 식도 혈관상이 보이지 않는 경우는 위주름의 근위부로 대체)
참고문헌	American College of Gastroenterology. ACG clinical guideline: diagnosis and management of Barrett's esophagus. Am J Gastroenterol 2016;111:30-50.	Japan Esophageal Society. Japanese classification of esophageal cancer, 11th edition. Esophagus 2017;14:1-36.

그림 4-10-1

식도열공과 역류성 식도염

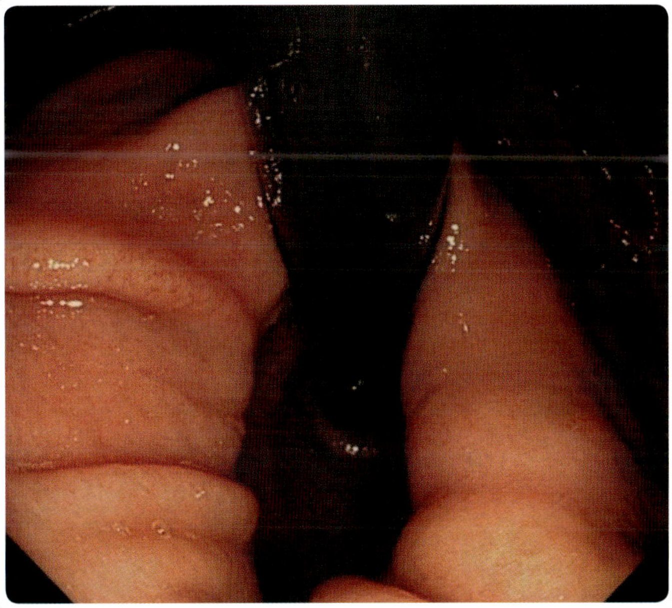

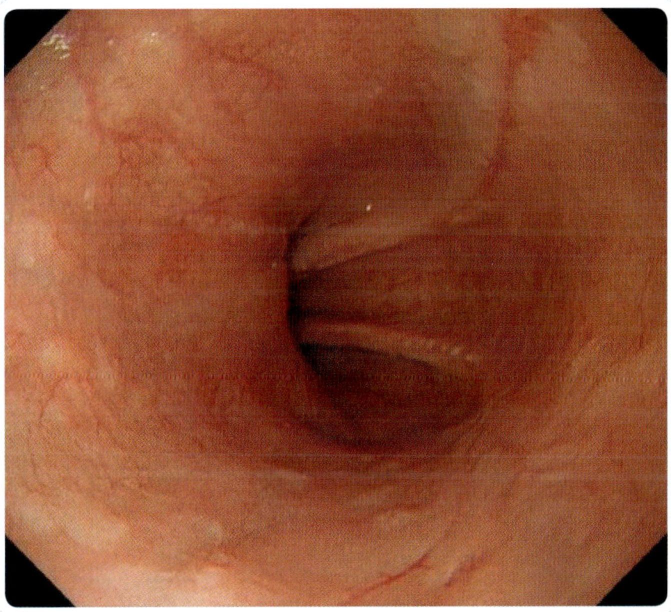

과거 감염자의 분문부에서 식도열공이 관찰되었다. 하부식도에서는 GERD LA-B에 해당하는 식도염이 관찰되었다.

그림 4-10-2

바렛식도 진단 시의 조직검사 위치

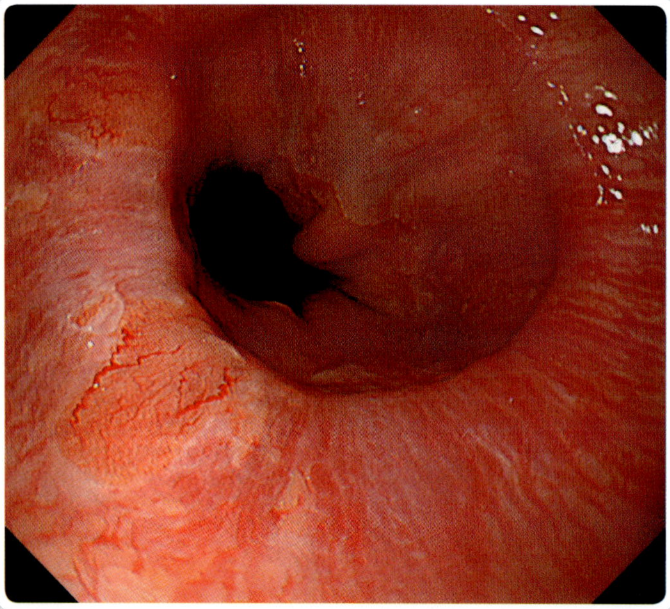

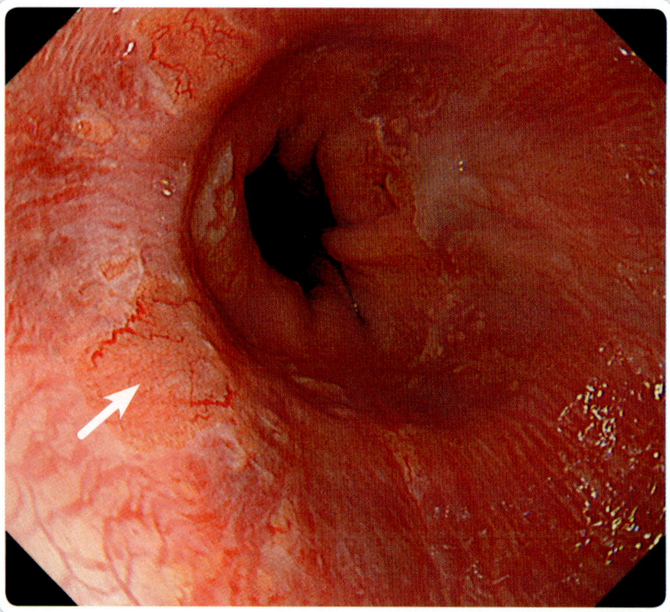

8시 방향에 돌출된 원주세포 상피가 관찰된다. 이 부위를 조직검사해서 장상피화생이 확인되면 바렛식도로 확진한다.

그림 4-10-3

역류성 식도염과 동반된 위염

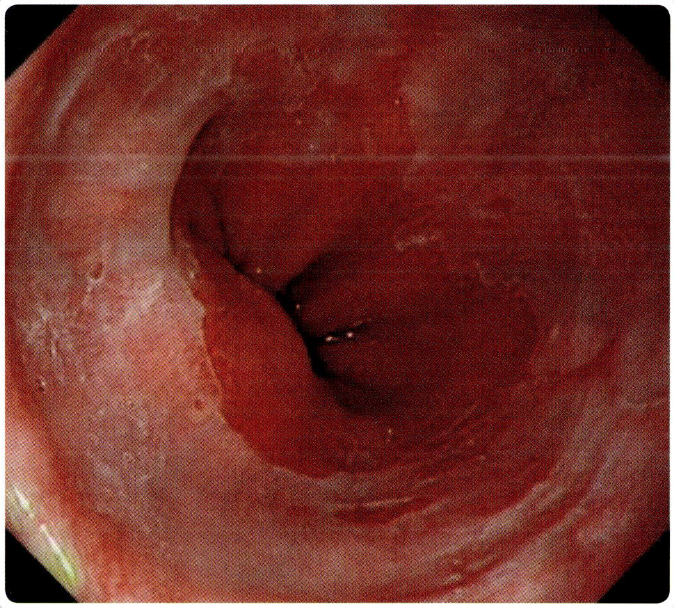

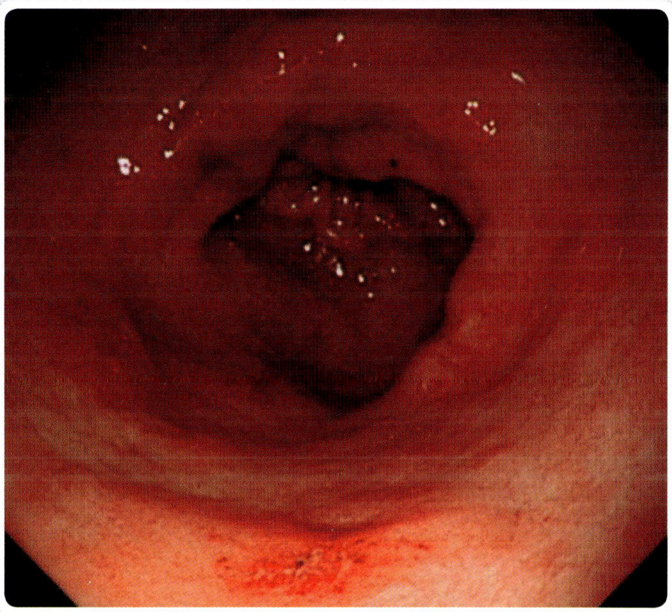

하부 식도에서는 GERD LA-B에 해당하는 식도염이 관찰되었으며, 전정부에서는 다발성의 발적이 관찰되었다. 모두 위산분비능이 과도할 때 발생하는 병변으로, 속쓰림증을 유발한다.

참고문헌

1. Ishimura N, Yuki M, Yuki T, et al. Inter-institutional variations regarding Barrett's esophagus diagnosis. Esophagus 2019;16:71-76.
2. Miftahussurur M, Doohan D, Nusi IA, et al. Gastroesophageal reflux disease in an area with low *Helicobacter pylori* infection prevalence. PLoS One 2018;13:e0205644.
3. Tanaka Y, Sakata Y, Hara M, et al. Risk factors for *Helicobacter pylori* infection and endoscopic reflux esophagitis in healthy young Japanese volunteers. Intern Med 2017;56:2979-2983.
4. The committee of the Japanese Society for Helicobacter Research. Guidelines for diagnosis and treatment of *H. pylori* infection. Tokyo: Sentan Igaku-sha, 2016.
5. Yang JH, Kang HS, Lee SY, et al. Recurrence of gastroesophageal reflux disease correlated with a short dinner-to-bedtime interval. J Gastroenterol Hepatol 2014;29:730-735.